GUIDE DE L'ALIMENTATION COMPLÈTE POUR LES SURVIVANTES DU CANCER DU SEIN

L'approche nutritionnelle ultime pour revitaliser votre santé, prévenir la récurrence et prospérer après le traitement

DR. LETHA MOORE

COPYRIGHT

Tous droits réservés. Aucune partie de cette publication ne peut être reproduite, stockée dans un système d'archivage ou transmise sous quelque forme ou par quelque moyen que ce soit.
Il n'existe aucun moyen de reproduction - électronique, photocopie, enregistrement - sans l'autorisation écrite préalable de l'éditeur. La seule exception concerne les brèves citations dans les revues imprimées.

Copyright© Dr. Letha Moore, 2023.

Table des matières

Introduction..4
Traitements du cancer du sein et aliments complets...10
    L'importance de la nutrition après le traitement : la plupart des survivants l'ignorent....................16

    Quelle est la science des aliments complets ?.... 21

    Les bienfaits des aliments complets après le traitement..25

Conseils diététiques pour les patientes atteintes d'un cancer du sein après le traitement........... 29
    Lignes directrices sur l'alimentation pour la santé.. 34

    Nutriments spécifiques essentiels à la guérison du cancer du sein... 40

    Apports journaliers recommandés..................... 53

    Des aliments entiers très riches en nutriments essentiels..55

Modifications du mode de vie des survivants...59
    Vie active.. 65

    Une alimentation saine et une évolution lente vers la cuisine familiale.. 72

    Consommer les bonnes portions d'aliments d'origine végétale en toute simplicité................ 74

    Santé à long terme des survivants.......................77

Restauration et gestion du stress.....................82
    Techniques de gestion du stress........................ 85

    Survivance du cancer du sein et sommeil................ 91

Recettes à base d'aliments entiers pour le cancer du sein après le traitement........................... 95

Recettes de petit-déjeuner................................ 95
Recettes pour le déjeuner............................... 114
Recettes pour le dîner.................................... 141
Recettes d'en-cas.. 164
Recettes de salades....................................... 175
Recettes de desserts...................................... 189
Conclusion.................................... 205
Continuer à se battre...........................208

Introduction

Le cancer du sein est un diagnostic que personne ne souhaite recevoir, et pour celles qui le reçoivent, le parcours peut être long et ardu. Dès le moment du diagnostic, le fardeau physique et émotionnel que le cancer fait peser sur une personne peut être écrasant. Les options de traitement telles que la chirurgie, la radiothérapie et la chimiothérapie peuvent être très difficiles, mais elles sont souvent nécessaires pour combattre cette maladie. Après le traitement, les survivants sont confrontés à une nouvelle série de défis sur la voie de la guérison.

En dehors de moi, j'ai été en contact avec de nombreuses personnes qui ont subi un traitement contre le cancer du sein et j'ai entendu leurs histoires de résilience et de détermination. L'histoire qui m'a le plus touchée est celle d'une bonne amie, Holly, qui, après avoir terminé son traitement, se sentait perdue et incertaine quant à la manière de poursuivre son parcours de guérison. Bien qu'elle ait eu accès à d'innombrables ressources, elle s'est efforcée de comprendre les informations et les conseils contradictoires qu'elle recevait sur la nutrition et le bien-être. C'est à travers son expérience qu'elle a réalisé l'impact d'un régime alimentaire complet sur les processus naturels de guérison de son corps. Elle a incorporé des aliments complets et riches en nutriments dans ses repas quotidiens et a remarqué une amélioration de son niveau d'énergie, de son humeur et de son bien-être général. Elle a commencé à se sentir plus autonome et à contrôler sa santé. C'est à cette époque que nous nous sommes rencontrées. Comme je terminais mon traitement, je l'ai immédiatement rejointe dans son parcours. Tout ce que je peux dire, c'est que je suis heureuse de l'avoir fait, car ces nouvelles connaissances m'ont donné envie de partager notre expérience avec d'autres. C'est ainsi qu'est née l'idée d'un guide alimentaire complet sur le cancer du sein après le traitement.

Ce guide fournit aux survivantes des informations pratiques et factuelles sur les bienfaits des aliments complets, ainsi que des conseils pour les intégrer à leur régime alimentaire. Il aborde des sujets qui contribueront grandement à fournir à l'organisme les nutriments dont il a besoin en tant que survivante du cancer du sein. J'espère donner aux survivantes du cancer du sein les moyens de prendre en main leur santé et leur bien-être en leur fournissant les outils et les connaissances dont elles ont besoin pour prendre des décisions éclairées concernant leur alimentation et leur mode de vie. En adoptant un régime alimentaire complet, les survivants peuvent soutenir les processus naturels de guérison de leur corps, réduire l'inflammation, renforcer leur système immunitaire et améliorer leur qualité de vie en général.

Objectifs de ce guide

- Fournir des informations factuelles sur l'importance des aliments complets dans la survie au cancer du sein et la prévention de la récurrence du cancer.

- Fournir des conseils pratiques sur la manière d'incorporer des aliments complets dans les repas et les en-cas de tous les jours, y compris des recettes et des plans de repas.

- Répondre aux préoccupations nutritionnelles communes aux survivantes du cancer du sein, telles que la santé des os, l'hydratation et la gestion des effets secondaires du traitement.

- Fournir des conseils sur la façon de gérer les situations sociales et les sorties au restaurant tout en conservant un régime alimentaire complet.

- Sensibiliser aux avantages potentiels des régimes à base de plantes pour la prévention du cancer du sein et la survie, tout en reconnaissant que ce n'est peut-être pas le bon choix pour tout le monde.

- Fournir un soutien continu et des ressources pour aider les survivantes du cancer du sein à maintenir un régime alimentaire complet et à faire des choix de vie sains pour une santé et un bien-être à long terme.

Chapitre un

Traitements du cancer du sein et aliments complets

Le traitement du cancer du sein associe souvent une série de thérapies et de médicaments pour combattre le cancer microscopique qui s'est propagé par le sang à partir de la tumeur du sein. Il existe de nombreuses thérapies possibles pour le cancer du sein. Le plan d'action le plus efficace dépend de la forme exacte du cancer du sein, du stade de la maladie et de l'état de santé antérieur de la patiente. Il s'agit d'examiner brièvement ces méthodes de traitement afin d'établir un lien entre les effets secondaires qui en découlent, dont certains peuvent persister pendant un certain temps après le traitement.

Chirurgie

La chirurgie est le traitement le plus souvent utilisé pour le cancer du sein. L'objectif de la chirurgie est d'enlever la tumeur, les ganglions lymphatiques atteints et les tissus environnants. Le cancer du sein peut être traité chirurgicalement à l'aide de diverses techniques, notamment :

- Lumpectomie

La chirurgie appelée tumorectomie consiste simplement à enlever la tumeur et un peu de tissu environnant. Les patientes atteintes d'un cancer du sein à un stade précoce ont souvent ce choix.

- Mastectomie

Une mastectomie est un type d'opération au cours de laquelle la totalité du sein est enlevée. La mastectomie de base, la mastectomie radicale modifiée et la mastectomie radicale sont quelques-unes des différentes formes de mastectomie. La taille et la localisation de la tumeur, les préférences de la patiente et son état de santé général jouent un rôle dans la décision de procéder à une mastectomie.

- Dissection des ganglions lymphatiques axillaires

Les ganglions lymphatiques de l'aisselle peuvent également être excisés au cours de l'opération. Il s'agit d'une dissection des ganglions lymphatiques axillaires. Cette procédure permet d'éliminer toute cellule cancéreuse potentielle et de vérifier si le cancer a progressé vers les ganglions lymphatiques.

Rayonnement

Après la chirurgie, la radiothérapie est utilisée pour éliminer les cellules cancéreuses encore présentes. Des rayons X à haute énergie sont utilisés dans la radiothérapie pour tuer les cellules cancéreuses. Selon le cas, cette thérapie peut être administrée par voie orale ou topique.

Chimiothérapie

Il s'agit d'une méthode de traitement du cancer dans laquelle des produits chimiques sont utilisés pour tuer les cellules cancéreuses. Selon les circonstances, la chimiothérapie peut être administrée avant ou après une intervention chirurgicale. La chimiothérapie peut être administrée par voie orale, intraveineuse ou topique.

Traitement hormonal

Il est souvent utilisé pour traiter le cancer du sein à récepteurs hormonaux positifs. Les hormones comme la progestérone et l'œstrogène favorisent la croissance de ce type particulier de cancer du sein. L'hormonothérapie agit en empêchant la synthèse de ces hormones ou leur impact sur les cellules cancéreuses. Le traitement hormonal peut être administré par voie orale ou intraveineuse.

Thérapie ciblée

Désigne une forme de traitement du cancer qui cible spécifiquement certaines protéines ou certains gènes essentiels au développement et à la propagation des cellules cancéreuses. En plus des thérapies conventionnelles telles que la chimiothérapie, la radiothérapie ou l'hormonothérapie, la thérapie ciblée peut également être utilisée.

Immunothérapie

Méthode de traitement du cancer qui s'appuie sur le système immunitaire du patient pour combattre la maladie. Le cancer du sein triple négatif ou HER2-positif peut être traité par immunothérapie. Pour combattre les cellules cancéreuses, le système immunitaire est incité à le faire par l'immunothérapie.

Essais cliniques

Il s'agit de projets de recherche qui testent de toutes nouvelles thérapies contre le cancer du sein. Les personnes qui n'ont pas répondu aux thérapies conventionnelles ou celles qui souhaitent explorer de nouveaux traitements peuvent choisir de participer à des essais cliniques.

L'importance de la nutrition après le traitement : la plupart des survivants l'ignorent

Dans la période qui suit le traitement, l'alimentation est cruciale car elle a la capacité d'accélérer le processus de guérison et d'améliorer l'état de santé général et le bien-être.

Voici quelques moyens très importants d'aider la nutrition après le traitement :

Améliore l'énergie : La fatigue, un effet secondaire fréquent du traitement du cancer du sein, peut durer des mois, voire des années. Un soutien nutritionnel aux survivantes peut les aider à lutter contre la fatigue et à retrouver leur vitalité. Une alimentation équilibrée riche en céréales complètes, en fruits, en légumes et en sources de protéines maigres peut vous fournir les nutriments dont vous avez besoin pour vous sentir plus énergique.

Améliore la fonction immunitaire : Les traitements de radiothérapie et de chimiothérapie peuvent altérer la fonction immunologique, rendant les survivants plus sensibles aux infections et aux maladies. Le système immunitaire peut être renforcé et les infections peuvent être évitées grâce à un régime alimentaire approprié. Une alimentation riche en antioxydants, en vitamines et en minéraux peut contribuer à renforcer le système immunitaire.

Prévient la prise de poids : En raison des changements dans leur métabolisme et des déséquilibres hormonaux, de nombreuses survivantes du cancer du sein souffrent d'une prise de poids après le traitement. Il est essentiel de conserver un poids sain pour empêcher la réapparition du cancer du sein. Une alimentation riche en fibres et pauvre en graisses permet de réduire la prise de poids et le risque de récidive du cancer.

Réduire l'inflammation : Lorsque le système immunitaire détecte une blessure ou une maladie, une inflammation se produit naturellement. Cependant, une inflammation persistante a été associée à un certain nombre de maladies, dont le cancer. Un régime anti-inflammatoire, comprenant des aliments riches en acides gras oméga-3, peut contribuer à réduire l'inflammation et à favoriser la guérison.

Gestion des effets secondaires : Le traitement du cancer du sein peut entraîner un certain nombre d'effets indésirables, notamment des nausées, des vomissements et des plaies buccales. La qualité de vie des survivants peut être améliorée et ces effets indésirables peuvent être gérés par un régime alimentaire approprié. Les aliments mous et fades peuvent aider à soulager les plaies buccales, tandis que des repas courts et fréquents, riches en protéines et pauvres en graisses, peuvent aider à soulager les nausées et les vomissements.

Améliore la santé mentale : Les effets du traitement du cancer du sein, notamment la dépression, l'anxiété et le stress, peuvent avoir un impact négatif sur la santé mentale d'une survivante. En apportant à l'organisme les nutriments dont il a besoin pour favoriser le bon fonctionnement du cerveau, une alimentation adaptée peut contribuer à l'amélioration de la santé mentale. Les repas riches en acides gras oméga-3, comme le saumon et les noix, peuvent contribuer à améliorer l'humeur et à réduire le risque de dépression.

Améliore la santé des os : En raison des effets secondaires du traitement et des changements hormonaux, les survivantes du cancer du sein sont plus susceptibles de développer une ostéoporose. Les bons nutriments, comme le calcium et la vitamine D, peuvent être apportés par une alimentation saine pour soutenir la santé des os. Les produits laitiers, les légumes verts à feuilles et les régimes enrichis peuvent tous contribuer à la promotion de la santé des os et à la prévention de l'ostéoporose.

Quelle est la science des aliments complets ?

Les aliments qui ont subi le moins de transformations possible et qui sont aussi proches que possible de leur forme naturelle sont appelés "aliments complets". Ces aliments sont considérés comme présentant divers avantages pour la santé lorsqu'ils sont inclus dans un régime alimentaire équilibré, car ils sont souvent riches en nutriments, en fibres et autres substances bénéfiques.

Les fruits, les légumes, les céréales complètes, les noix, les graines, les légumineuses, les viandes et les produits laitiers non transformés sont quelques exemples d'aliments complets. On trouve souvent ces aliments dans leur état naturel non transformé, comme les fruits et les légumes frais, ou dans un état peu transformé, comme le pain complet ou les noix non grillées.

Les aliments entiers sont exceptionnels car ils contiennent un mélange varié de nutriments et de substances bioactives qui coopèrent pour promouvoir la santé. Les céréales complètes, par exemple, sont une bonne source de substances phytochimiques telles que les lignanes, les flavonoïdes et les phytostérols, ainsi que d'une série de vitamines et de minéraux. Il a été démontré que ces substances ont des effets anti-inflammatoires, anticancéreux et antioxydants.

Les caroténoïdes, les flavonoïdes et les polyphénols ne sont que quelques-unes des substances bioactives présentes dans les fruits et les légumes. Les qualités antioxydantes et anti-inflammatoires de ces substances ont été démontrées et elles peuvent également contribuer à réduire le risque de développer des maladies chroniques.

Le contenu nutritionnel des aliments entiers est influencé par la manière dont ils sont préparés. Par exemple, le son et le germe, qui contiennent des fibres et des nutriments importants, peuvent être éliminés dans certains cas lorsque les céréales sont transformées en farine. La quantité de vitamine C et d'autres vitamines hydrosolubles peut également être réduite en faisant bouillir les légumes.

Afin d'optimiser le contenu nutritionnel des aliments entiers, il convient de les consommer autant que possible dans leur état d'origine. Manger des légumes frais plutôt que des légumes cuits peut aider à préserver davantage de nutriments et de substances chimiques bioactives. De même, choisir du pain complet plutôt que du pain blanc peut s'avérer utile.

Les bienfaits des aliments complets après le traitement

Diminution de l'inflammation : L'inflammation dans le corps peut survenir après une intervention chirurgicale ou d'autres thérapies contre le cancer, ce qui peut provoquer des douleurs, des gonflements et d'autres symptômes indésirables. Les aliments complets peuvent contribuer à réduire l'inflammation et à favoriser la guérison, en particulier ceux qui sont riches en antioxydants.

Amélioration du système immunitaire : Le système immunitaire est essentiel pour lutter contre le cancer et éviter les récidives.

Les nutriments tels que la vitamine C, la vitamine A, le zinc et le sélénium, qui renforcent la fonction immunitaire, sont abondants dans les repas complets.

Réduction du risque de récidive : La recherche a montré qu'une alimentation riche en aliments complets, en particulier en fruits, légumes et céréales complètes, peut réduire le risque de récidive du cancer du sein. De nombreux composés phytochimiques, c'est-à-dire des composants végétaux ayant des effets anticancéreux, peuvent être trouvés dans les aliments entiers.

Amélioration de l'état de santé général : Les aliments complets sont bénéfiques pour tout le monde, et pas seulement pour les survivantes du cancer du sein, et ils favorisent la santé et le bien-être en général. Le risque de maladies chroniques telles que les maladies cardiaques, le diabète et l'obésité, qui sont tous des facteurs de risque du cancer du sein, peut être réduit par une alimentation riche en aliments complets.

Un regain d'énergie : Les survivantes du cancer du sein peuvent souffrir de léthargie et d'épuisement après l'opération et les thérapies anticancéreuses. Les repas complets, en particulier ceux qui sont riches en glucides complexes, peuvent vous fournir une énergie durable et vous aider à lutter contre la lassitude.

Une meilleure digestion : Les aliments complets sont riches en fibres, qui sont essentielles à une bonne digestion. La constipation, un effet secondaire fréquent des thérapies anticancéreuses, peut être évitée par une alimentation riche en aliments complets, qui peuvent aider à réguler les selles.

Chapitre deux

Conseils diététiques pour les patientes atteintes d'un cancer du sein après le traitement

- Adopter un régime alimentaire équilibré

Un régime alimentaire équilibré est essentiel pour la santé et le bien-être en général, en particulier pour les patientes atteintes d'un cancer du sein après leur traitement. Il convient d'inclure dans le régime alimentaire une gamme d'aliments riches en nutriments, tels que les fruits, les légumes, les céréales complètes, les viandes maigres et les graisses saines. Il est également utile de limiter la consommation de plats préparés, de boissons sucrées et de viandes rouges et transformées.

- Augmenter la consommation de fruits et légumes

Les antioxydants, les vitamines, les minéraux et les fibres que l'on trouve dans les fruits et les légumes sont très utiles pour renforcer le système immunitaire et réduire le risque de récidive du cancer. Les patientes atteintes d'un cancer du sein devraient essayer de manger au moins 2,5 tasses de légumes et 2 tasses de fruits par jour. Pour garantir l'apport d'une grande variété de nutriments, il est conseillé de manger une variété de fruits et de légumes colorés.

- Mangez des protéines maigres.

Pendant le traitement du cancer du sein, les tissus doivent être reconstruits et la guérison favorisée par la consommation de protéines maigres comme le poisson, la volaille et les lentilles. Les patientes atteintes d'un cancer du sein devraient essayer de manger deux portions de protéines maigres par jour.

- Prendre moins de graisse

Bien que la consommation de quantités suffisantes de mauvaises graisses puisse augmenter le risque de récidive du cancer, les bonnes graisses sont nécessaires à la santé générale. Les patientes atteintes d'un cancer du sein doivent réduire leur consommation de graisses trans et saturées, présentes dans les plats transformés, les viandes grasses et les aliments frits, et opter plutôt pour des sources de graisses saines telles que les noix, les graines et les avocats, et ce pendant un certain temps après le traitement.

- Ne consommez pas d'alcool

La consommation d'alcool a été associée à un risque plus élevé de récidive du cancer du sein. Il est donc conseillé de s'abstenir complètement de boire de l'alcool ou d'en limiter la consommation à un verre par jour.

- Produits à base de soja

Le soja contient des phyto-œstrogènes, des substances végétales qui peuvent imiter l'action des œstrogènes dans l'organisme. Certains types de cancer du sein peuvent être stimulés par l'hormone œstrogène. Néanmoins, la recherche indique que pour les femmes qui ont déjà été traitées pour cette maladie, la consommation de produits à base de soja n'augmente pas le risque de développer à nouveau un cancer du sein. Par conséquent, les produits à base de soja peuvent être consommés avec modération par les patientes atteintes d'un cancer du sein, dans le cadre d'un régime alimentaire équilibré.

- Demandez conseil à votre diététicien de confiance.

En fonction de leurs antécédents médicaux, de leur état de santé actuel et de leur mode de vie général, les patients peuvent avoir certains besoins alimentaires. Par conséquent, le fait de consulter un diététicien agréé spécialisé dans la nutrition des personnes atteintes d'un cancer peut permettre d'obtenir des conseils personnalisés sur les modifications à apporter à l'alimentation et au mode de vie afin d'améliorer l'état de santé général et de réduire le risque de récidive du cancer du sein.

Lignes directrices sur l'alimentation pour la santé

Après la thérapie, un plan de nutrition et de bien-être optimal sera élaboré pour remplacer les réserves nutritionnelles de votre corps, renforcer vos muscles et vous aider à traiter des problèmes tels que l'anémie ou le dysfonctionnement d'un organe. Pour se rétablir rapidement, il est essentiel d'être physiquement actif et de manger suffisamment pour maintenir un poids sain. Un plan spécialement conçu pour vous peut être élaboré par votre diététicien, comme nous l'avons vu plus haut. Chez les personnes qui n'ont jamais eu de cancer, une alimentation riche en protéines peu grasses (telles que les viandes maigres, le poisson et la volaille), en fruits, en légumes, en céréales complètes et en légumineuses réduit le risque de développer la maladie. Ces aliments contiennent des substances phytochimiques, des vitamines et des minéraux qui renforcent la capacité de l'organisme à lutter contre le cancer. Ce régime peut contribuer à réduire l'incidence des tumeurs malignes secondaires et des récidives de cancer.

L'amélioration de votre alimentation peut vous aider à vous sentir mieux, à développer de nouveaux tissus et à augmenter votre puissance. L'adoption d'un régime alimentaire sain peut vous permettre de mieux contrôler le processus qui vous permettra de rester en bonne santé et de vous sentir bien. Profitez de votre désir de modifier votre mode de vie maintenant que votre traitement contre le cancer est terminé. Un diagnostic de cancer peut vous inspirer grandement et vous mettre sur la voie d'une meilleure santé.

Basé sur la recherche et le développement durable, Eating for Health. Voici quelques conseils pour vous aider à vous adapter à cette nouvelle perspective de l'alimentation. Vous pouvez souligner ceux que vous souhaitez ajouter à votre routine quotidienne et cocher ceux que vous suivez actuellement :

- Cultivez vos propres herbes et salades, et si vous avez un grand jardin, vous pouvez faire pousser des baies ou des arbres fruitiers.
- Chaque jour, buvez beaucoup d'eau filtrée - environ une demi-tasse (4 onces) par heure.
- Vérifiez les étiquettes de vos aliments et évitez tout ce qui n'est pas naturel.
- Les sucres raffinés et artificiels doivent être évités, en particulier dans les produits de boulangerie et les sucreries.
- Consommer plus de légumes et développer un goût pour les légumineuses
- Essayez de prendre votre petit-déjeuner avant 10 heures et

veillez à y inclure des protéines de très bonne qualité.

- Mangez des protéines tout au long de la journée, à intervalles de trois ou quatre heures, afin de réduire les envies de sucre, de normaliser votre taux de glycémie et d'augmenter la production d'insuline.
- Réduisez votre consommation de caféine à environ 50 milligrammes ou moins par jour pour les femmes et à deux fois plus pour les hommes.
- Préférez l'huile de coco vierge ou les graisses mono-insaturées provenant de sources telles que les olives, les avocats, les amandes et les noix de macadamia aux huiles polyinsaturées telles que le maïs et le tournesol.

- Réduisez votre consommation de céréales contenant du gluten, notamment le blé, le seigle et l'orge, qui peuvent perturber votre estomac.
- Augmentez votre consommation de céréales sans gluten telles que le quinoa, le millet, le maïs biologique, l'amarante et le riz.
- Pour un meilleur équilibre du pH (acide-alcalin), mangez au moins deux portions de légumes clairs à chaque repas. Selon des études, l'inflammation et le manque de calcium, de magnésium, de sodium et de potassium dans l'organisme sont des effets secondaires d'un excès d'acidité.
- Augmentez la quantité d'oligo-éléments dans votre

alimentation en incluant des aliments stimulants comme les algues, les légumes de mer, la levure nutritionnelle et les épices gourmandes. Ces aliments favorisent un métabolisme sain, la désintoxication et l'activité antioxydante.
- Mangez avec soin et avec un cœur reconnaissant.

Nutriments spécifiques essentiels à la guérison du cancer du sein

Il existe un lien étroit et évident entre les nutriments essentiels et le risque de cancer, comme le montrent littéralement des centaines de recherches.

Vitamines

- Vitamine C

C'est en consommant la vitamine C sous forme d'aliment complet, ainsi que les bioflavonoïdes qui font partie de la famille de la vitamine C, qu'elle fonctionne le mieux. Un groupe de composants végétaux connus sous le nom de flavonoïdes fonctionne non seulement comme un antioxydant en soi, mais augmente également la puissance de la vitamine C et d'autres minéraux. Les bioflavonoïdes d'agrumes interagissent avec la vitamine C de manière à en augmenter l'absorption. Il est recommandé de prendre 1 à 3 grammes de vitamine C par jour pour renforcer la protection contre le cancer du sein.

- Vitamine D

Si l'on décernait des prix aux vitamines, la vitamine D remporterait sans aucun doute la première place dans la catégorie "popularité". Cette vitamine semblable à une hormone, qui est devenue populaire dans les communautés médicales et nutritionnelles au cours des dernières années, remplit diverses fonctions, notamment la régulation de l'absorption du calcium, un impact direct sur la tension artérielle et l'insuline, et la préservation de l'intégrité osseuse. Néanmoins, l'intérêt réside uniquement dans sa fonction de régulation de la différenciation cellulaire et de préservation d'un système immunitaire sain pour aider à réduire la probabilité de développement ou de récidive du cancer du sein. Le développement de cellules mammaires saines peut être régulé et la vitamine D peut également inhiber la formation de cellules mammaires cancéreuses. Le calcium, nécessaire à la santé des os, est absorbé par l'organisme grâce à la vitamine D. Les systèmes immunologique, musculaire et neurologique peuvent tous bénéficier de la vitamine D.

Le fer

Toutes les cellules et tous les tissus ont besoin du minéral fer pour fonctionner correctement et survivre. Le fer, qui est un composant minéral clé de l'hémoglobine, est essentiel pour aider le sang à transporter l'oxygène. Cependant, le fer peut être tout aussi dangereux en excès que d'autres métaux lourds (comme le mercure et le plomb) car, comme eux, il peut créer une activité excessive de radicaux libres qui peuvent endommager les tissus (les radicaux libres sont des atomes ou des molécules qui endommagent les cellules). Les taux de fer sont souvent plus élevés dans l'organisme des personnes atteintes d'un cancer, qu'elles aient été diagnostiquées ou non. Il est conseillé d'effectuer une analyse de sang pour déterminer les taux de ferritine et de TIBC, qui sont deux indicateurs de la présence de fer dans l'organisme. Tout en évitant de devenir anémique, essayez de maintenir vos taux dans la moitié inférieure de la fourchette habituelle. Commencez par vous assurer que votre multivitamine quotidienne ne contient pas de fer, surtout si vous n'avez plus de règles. Évitez également d'associer les repas riches en fer avec des agrumes ou d'autres aliments riches en vitamine C, car la vitamine C augmente l'absorption du fer. Il est conseillé de consommer davantage de vitamine E

(600 à 1200 milligrammes de tocophérols mélangés), qui protège contre la surcharge systémique en fer.

Cuivre

Tout comme le fer, le cuivre a deux faces. D'une part, l'organisme en a besoin car il est un élément crucial de plusieurs enzymes. C'est un composant essentiel de la superoxyde dismutase, l'un des puissants antioxydants endogènes (produits en interne) de l'organisme, qui contribue à la création d'énergie cellulaire et favorise la santé du tissu conjonctif. Le problème est que les cancers ont besoin de vaisseaux sanguins pour se développer, car le cuivre contribue à la production de nouveaux vaisseaux sanguins. L'angiogenèse est un processus au cours duquel une tumeur libère des signaux chimiques spécifiques pour aider à la construction d'un complexe de vaisseaux sanguins pour le transport de nutriments et d'enzymes afin de soutenir sa croissance et son développement.

La récurrence d'une tumeur peut être évitée en maintenant les taux de cuivre à un niveau inférieur à la normale. Une tumeur en développement a plus de difficultés à développer de nouveaux vaisseaux sanguins pour absorber les nutriments et l'oxygène lorsque les niveaux de cuivre sont bas. Vous pouvez déterminer la quantité de cuivre que vous stockez dans votre corps en effectuant des analyses de sang, comme celles du cuivre sérique et de la céruloplasmine. Si votre taux est trop élevé, vous devez éviter les aliments riches en cuivre tels que les graines de sésame, les noix de cajou, les crustacés et le foie de veau. Pour éviter d'ingérer du cuivre provenant des canalisations domestiques, vérifiez que votre multivitamine ne contient pas de cuivre, évitez les ustensiles de cuisine en cuivre et filtrez votre eau. Vous pouvez utiliser des techniques de chélation alimentaires et pharmacologiques pour réduire les niveaux de cuivre si aucune de ces approches n'est efficace.

Protéines

Le traitement du cancer du sein peut affaiblir le système immunitaire, rendant les survivantes plus sensibles aux infections et autres maladies. Un apport adéquat en protéines est nécessaire pour maintenir la fonction immunitaire et favoriser la cicatrisation des plaies, car elles sont essentielles à la production d'anticorps et d'autres cellules immunitaires, et peuvent également contribuer à la réparation et à la régénération des tissus. Outre la santé des os et la fonction immunitaire, les survivants qui ont suivi un régime riche en protéines ont vu leur risque de récidive réduit et ont été associés à un risque plus faible de mortalité due au cancer.

Magnésium

La santé des os et du cœur dépend du magnésium, l'un de nos principaux macrominéraux. Le magnésium présent dans notre corps se trouve principalement dans les os et les dents, les 35 % restants se trouvant dans les fluides physiologiques, les cellules et les tissus musculaires. On sait que de nombreux processus et activités bénéfiques sont rendus possibles par le magnésium !

Acides gras oméga-3

Les acides gras oméga-3 sont un type de graisse polyinsaturée essentielle à la santé globale. Ils sont essentiels au maintien d'une fonction cardiaque et cérébrale saine ainsi qu'à la réduction de l'inflammation corporelle. Les acides gras oméga-3 ne sont pas produits par l'organisme et doivent être obtenus par le biais de l'alimentation ou de suppléments. Il en existe trois types principaux :

- Acide alpha-linolénique (ALA)
- Acide eicosapentaénoïque (EPA)
- Acide docosahexaénoïque (DHA)

L'ALA se trouve dans les sources végétales, les graines de lin, les graines de chia et les noix en sont de bons exemples. L'EPA et le DHA se trouvent principalement dans les poissons gras tels que le saumon, le thon et le maquereau. Des études ont suggéré que les acides gras oméga-3 pourraient jouer un rôle dans la réduction du risque de cancer du sein et dans l'amélioration des résultats pour les survivantes du cancer du sein. En effet, l'une d'entre elles a montré que les femmes qui consommaient le plus d'EPA et de DHA avaient un risque réduit de 25 % de développer un cancer du sein par rapport à celles qui en consommaient le moins. Une autre a constaté que des niveaux plus élevés d'EPA et de DHA étaient associés à un risque plus faible de récidive du cancer du sein et que les acides gras oméga-3 amélioraient la fonction endothéliale, qui est un marqueur de la santé cardiovasculaire, chez les survivantes du cancer du sein, ainsi qu'une réduction du risque d'événements cardiovasculaires chez les patientes ayant des antécédents de maladies cardiaques.

Zinc

L'aide aux fonctions métaboliques et le maintien d'une peau saine ne sont que quelques-uns des nombreux processus corporels soutenus par le zinc. Il s'agit également d'un minéral essentiel pour la perception du goût et de l'odorat. Le zinc soutient le thymus et favorise le développement des lymphocytes T, qui contribuent tous deux au maintien d'un système immunitaire sain (cellules T). Il est logique de penser à inclure des aliments riches en zinc dans votre alimentation, car le zinc est essentiel au maintien de la santé du système immunitaire et parce que des études ont montré à quel point il est vital pour la santé des femmes. L'apport journalier recommandé pour les femmes qui ne sont pas enceintes ou qui n'allaitent pas est de 15 milligrammes. Plusieurs aliments sont riches en zinc, notamment le foie de veau, le chou vert, les épinards, les graines de citrouille, les champignons cremini et le yaourt.

Bien que la liste ne soit pas exhaustive, les nutriments mentionnés sont parmi les plus importants pour la prévention du cancer du sein, la réduction du risque de récidive et l'amélioration de la santé des patientes après le traitement. De nombreuses études montrent également que le bêta-carotène, la vitamine E, la vitamine K et un certain nombre d'autres nutriments jouent un rôle protecteur important. Vous obtiendrez une bonne dose de tous les nutriments nécessaires en mangeant tout un arc-en-ciel de légumes et de fruits, ainsi que des noix, des graines, des céréales nutritives, des huiles, des protéines sans antibiotiques ni hormones, et les aliments boosters susmentionnés du régime Manger pour être en bonne santé.

Apports journaliers recommandés

Les recommandations journalières suivantes sont basées sur des études récentes :

Vitamine C - 100 mg par jour

Vitamine D - 2000 UI (spécifique pour la vitamine D3)

Fer - 8 mg pour les femmes de plus de 50 ans et 18 mg pour les femmes de moins de 50 ans

Cuivre - Supérieur à 900 microgrammes

Protéines - 0,8 g par kg de poids corporel total

Magnésium - Plus de 310 à 420 milligrammes

Acides gras oméga-3 - Au moins deux portions de poisson gras par semaine

Zinc - Supérieur à 800 mg

Calcium - 1000 à 1200 mg

Glucides - 45 à 65% des calories totales

Eau - 8 à 10 tasses

Des aliments entiers très riches en nutriments essentiels

Les légumes verts à feuilles comme les épinards, le chou frisé, le chou vert et la bette à carde sont riches en folate, en vitamine C et en vitamine K.

Les baies telles que les myrtilles, les fraises, les framboises et les mûres sont riches en antioxydants tels que les anthocyanes et la vitamine C, qui peuvent contribuer à la protection contre le stress oxydatif.

Les légumes crucifères comme le brocoli, le chou-fleur, le chou de Bruxelles et le chou sont riches en composés soufrés tels que les glucosinolates. Il a été démontré qu'ils ont des propriétés anticancéreuses et qu'ils peuvent contribuer à réduire le risque de récidive du cancer du sein.

Les noix et les graines telles que les amandes, les noix, les graines de lin et les graines de chia sont riches en protéines, en fibres, en graisses saines et en autres nutriments tels que la vitamine E, le magnésium et le zinc. Elles contiennent également des substances phytochimiques qui ont des propriétés anticancéreuses.

Les légumineuses telles que les haricots, les lentilles et les pois chiches sont riches en protéines, en fibres et en divers nutriments tels que l'acide folique, le fer et le potassium. Elles contiennent également des substances phytochimiques qui peuvent réduire le risque de récidive du cancer du sein.

Les acides gras oméga-3, qui ont des propriétés anti-inflammatoires, sont abondants dans les poissons comme le saumon, le thon et les sardines. Ils ont été associés à une réduction du risque de récidive.

Les céréales complètes telles que le riz brun, le quinoa et l'avoine sont riches en fibres, en vitamines B et en divers minéraux tels que le fer et le magnésium. Elles peuvent également contenir des substances phytochimiques, comme les lignanes, qui ont des propriétés anticancéreuses.

Le curcuma contient des composés aux propriétés anti-inflammatoires et anticancéreuses. Il peut contribuer à réduire le risque de récidive du cancer du sein et à améliorer l'état de santé général.

Le thé vert contient un type d'antioxydant aux propriétés anticancéreuses. Il peut également contribuer à réduire le risque de récidive du cancer du sein et à améliorer l'état de santé général.

Si vous avez un penchant pour les sucreries, essayez les chocolats noirs, ils contiennent des flavonoïdes qui ont été associés à des propriétés anticancéreuses. Ils peuvent également contribuer à réduire l'inflammation et à améliorer l'état de santé général.

Chapitre trois

Modifications du mode de vie des survivants

S'efforcer d'atteindre un poids corporel sain

L'augmentation ou la perte de poids peut être due à votre traitement anticancéreux. Si vous avez besoin de prendre du poids, prenez des repas fréquents comprenant des en-cas riches en calories et en protéines, comme des milk-shakes et des smoothies maison, du beurre de cacahuète, du houmous et des légumes, du pain complet et du fromage. Ces repas peuvent vous aider à prendre progressivement du poids. Pour certaines personnes, la prise de poids est un défi. Si vous ne reprenez pas immédiatement votre poids, ne vous découragez pas. Un ou deux kilos de plus par semaine constituent une bonne amélioration. La perte de poids doit être progressive et ne doit pas commencer avant que tous les effets indésirables de votre traitement anticancéreux aient disparu. Les femmes atteintes d'un cancer du sein peuvent toutefois constituer une exception ; elles pourraient bénéficier d'une réduction modérée et saine de leur poids pendant leur traitement. En règle générale, une perte de poids de 1 à 2 kg par semaine est suggérée.

Faites attention à la taille des portions et consommez davantage de fruits, de légumes et d'autres aliments d'origine végétale qui sont pauvres en calories et en graisses saturées, mais riches en nutriments.

Comparativement, les personnes qui ont eu un cancer sont plus sensibles à plusieurs maladies, dont le diabète, les maladies cardiaques et d'autres tumeurs malignes, que celles qui n'en ont pas eu. Bien qu'il n'y ait pas beaucoup de recherches sur l'alimentation et la récidive du cancer, la mienne et celle de plusieurs autres chercheurs montrent que le maintien d'un poids sain, d'une alimentation équilibrée et d'une bonne hygiène de vie sont des facteurs déterminants : La mienne et celle d'un certain nombre d'autres chercheurs montrent que le maintien d'un poids sain, un programme d'activité physique équilibré et une bonne alimentation peuvent contribuer à prévenir la récurrence du cancer. Dans le même ordre d'idées, si vous avez perdu du poids, essayez de consommer des protéines saines comme des œufs, du poulet et des aliments riches en calories comme les avocats et les beurres de noix pour reprendre du poids sainement tout en faisant de l'exercice. Oui, vous avez bien lu, l'exercice ne sert pas uniquement à perdre du poids, j'ai été surprise de le découvrir car c'était mon cas avec les traitements, j'ai souffert d'une perte de poids sévère lorsque j'étais sous traitement.

Importance de l'activité physique

Les études sur l'impact de l'activité physique et de l'exercice sur la survie à long terme après un traitement anticancéreux se multiplient. Les femmes atteintes d'un cancer du sein, les hommes atteints d'un cancer de la prostate, les personnes atteintes d'un cancer colorectal et celles qui ont subi une greffe de moelle osseuse ont été les principaux sujets de recherche. Les résultats indiquent que l'exercice physique présente des avantages significatifs pour la qualité de vie globale et la forme physique. Une heure d'exercice quotidien modéré a permis de réduire de 12 % le risque de mourir d'un cancer dans une étude portant sur des hommes.

En outre, la recherche met en évidence un lien entre l'exercice physique et la prévention de diverses tumeurs malignes ainsi que d'autres maladies chroniques telles que le diabète et les maladies cardiaques. Les personnes qui ont déjà lutté contre le cancer constateront probablement que les avantages préventifs sont toujours d'actualité.

Par conséquent, l'exercice physique est sans aucun doute bénéfique pour éviter d'autres tumeurs malignes et d'autres maladies chroniques chez les survivants du cancer. Les membres de la population générale devraient pratiquer au moins trente minutes d'exercice physique modéré cinq jours par semaine, selon l'American Cancer Society et d'autres groupes de santé. Les bienfaits de l'exercice physique sur la santé sont généralement plus importants lorsque l'intensité de l'activité et le temps passé à faire de l'exercice augmentent, mais ces niveaux d'activité n'ont pas été particulièrement étudiés ou évalués chez les personnes ayant souffert d'un cancer. (Toutefois, le surentraînement extrême peut augmenter le risque d'altération de la fonction immunitaire).

Vie active

Après un traitement anticancéreux (ou pour l'améliorer), il est essentiel de retrouver sa force physique et de revenir à son niveau de forme d'avant le traitement. L'exercice physique a un impact positif bien établi sur la qualité de vie en général. L'augmentation de l'activité physique a un impact favorable sur la fréquence cardiaque, la capacité pulmonaire et la masse maigre chez les survivants du cancer (ces effets sont similaires à ceux observés chez les personnes n'ayant pas eu de cancer). Avant de commencer un programme d'exercices, établissez un plan d'activité physique avec votre équipe soignante si vous avez des restrictions physiques, si vous en avez eu dans le passé, ou les deux.

L'exercice peut améliorer votre force et votre souplesse, réduire votre niveau de stress, vous permettre de conserver votre poids idéal et même vous aider à lutter contre les symptômes de la dépression, de l'anxiété et des selles irrégulières. Le système immunitaire pourrait être renforcé par l'exercice. Des exercices fréquents peuvent également contribuer à restaurer le sentiment d'indépendance parfois perdu au cours de la thérapie.

Les exercices d'assouplissement, la musculation avec des poids et l'activité aérobique (qui augmente la fréquence cardiaque et la quantité d'oxygène consommée par le corps) font tous partie d'un programme de remise en forme bien équilibré. Cette approche équilibrée de l'exercice physique présente des avantages réels pour la santé du corps, même lorsqu'elle est pratiquée de manière brève mais fréquente.

Un objectif décent est de s'engager régulièrement dans des séances de 30 à 60 minutes d'activité aérobique modérément intense, trois à cinq fois par semaine. Vous pouvez effectuer cet entraînement tout au long de la journée, par sessions de dix minutes. Les principaux groupes musculaires peuvent être sollicités par des activités telles que la marche, le jogging, le cyclisme, la natation et la montée d'escaliers. Les travaux vigoureux de jardinage et de nettoyage comptent également, de même que toute activité qui vous oblige à respirer aussi vite que lorsque vous marchez.

L'amélioration de la force et de l'endurance musculaires, de la composition corporelle et de la souplesse peut être attribuée à un programme bien équilibré d'entraînement à la résistance ou à la force. Tout au long de la vie, des exercices d'étirement général incorporant les principaux groupes de muscles et de tendons peuvent contribuer au maintien de l'amplitude de mouvement des articulations et de la souplesse générale. Malgré les avantages bien connus de l'exercice physique pour la santé, les survivants du cancer peuvent parfois trouver difficile de commencer à bouger. L'épuisement, le manque de motivation, un mode de vie sédentaire avant le diagnostic du cancer, voire des problèmes d'image corporelle, sont autant d'obstacles potentiels à l'augmentation de l'activité physique.

Pourtant, il est possible d'augmenter l'activité physique en adoptant quelques modifications faciles, tout comme un régime alimentaire sain. Voici quelques suggestions pour être plus actif :

- N'empruntez pas l'escalator ou l'ascenseur, mais plutôt les marches.
- Dans la mesure du possible, se déplacer à vélo ou à pied.
- Avec vos collègues, votre famille ou vos amis, allez courir pendant le déjeuner.
- Pendant le travail, vous pouvez vous étirer ou faire une promenade rapide pendant une pause de dix minutes.
- Au lieu de téléphoner ou d'envoyer des courriels, faites un petit tour dans les bureaux de vos collègues.

- Amenez votre partenaire ou quelques copains et allez danser.
- Au lieu d'aller quelque part en voiture, vous pouvez tout à fait programmer des vacances actives.
- Veillez à augmenter votre nombre de pas quotidiens en portant un podomètre tous les jours (vous devriez viser un total d'environ 10 000 pas par jour).
- Faites le tour du parking après avoir laissé votre voiture loin d'un détaillant. Explorez les environs à pied.
- Rejoignez une équipe sportive.
- Pendant que vous regardez la télévision, vous pouvez faire du vélo d'appartement si vous en avez un.

Le nombre de jours par semaine et la durée de chaque séance d'entraînement doivent être progressivement augmentés dans votre programme d'exercices. Les encouragements peuvent venir d'amis, de la famille ou même du lieu de travail, si cela s'avère utile. En outre, n'oubliez pas que de nombreuses personnes peuvent ressentir une fatigue accrue lorsqu'elles commencent à se surpasser en matière d'exercice physique, en particulier si elles en font trop et trop vite. Commencez donc progressivement et prévoyez des siestes en fonction de vos besoins.

Dès la fin de votre traitement, si vous êtes trop épuisé pour faire de l'exercice, demandez à votre médecin d'élaborer un programme de remise en forme. Commencer en douceur vous permettra d'augmenter progressivement votre entraînement jusqu'à un niveau modeste. L'objectif ultime est de faire de l'exercice un changement de mode de vie durable.

Une alimentation saine et une évolution lente vers la cuisine familiale

Il se peut que vous ne vous sentiez pas tout à fait comme avant, même après la fin de votre thérapie et que vous vous sentiez nettement mieux. Il se peut que vous ne retrouviez pas immédiatement votre appétit normal. De plus, vous pouvez encore souffrir d'inconfort ou de malaise, de changements dans les fonctions intestinales et urinaires, et de modifications du goût. Votre capacité à manger et votre appétit peuvent être affectés par tous ces effets indésirables liés au traitement. De plus, il est parfois difficile de trouver l'énergie et l'endurance nécessaires pour organiser, acheter et préparer vos repas.

Maintenant que vous envisagez de cuisiner vous-même vos repas, il n'est pas si difficile de préparer des repas moins caloriques et plus sains pour vous.

Voici quelques conseils pour modifier votre alimentation et améliorer votre santé en cuisinant :

- Commencez par modifier des recettes connues et simples à préparer, dont certaines seront abordées plus loin.
- Si, à un moment ou à un autre, vous avez du mal à rendre un plat ou un repas de famille plus sain, vous pouvez

consulter un nutritionniste qualifié pour obtenir de l'aide. Quelques recettes sont présentées plus loin pour vous aider à démarrer.
- L'utilisation d'une mijoteuse est une méthode simple pour préparer de délicieux repas pour vous et votre famille.

Consommer les bonnes portions d'aliments d'origine végétale en toute simplicité

Vous avez du mal à trouver des idées pour inclure au moins cinq portions de fruits et légumes dans votre alimentation chaque jour ?

Une approche consiste à considérer que votre assiette contient deux tiers de légumes, de fruits, de céréales complètes ou de légumineuses et un tiers (ou moins) de viande ou de produits laitiers.

Vous pouvez augmenter votre consommation d'aliments d'origine végétale de la manière suivante :
- Plusieurs fois par semaine, essayez des plats robustes sans viande comme les lasagnes aux épinards, le chili végétarien ou la pizza végétarienne.
- Essayez le tofu, les haricots ou d'autres plats à base de plantes qui peuvent remplacer la viande pour obtenir une texture solide et charnue.

Vous pouvez également essayer les champignons portobello ou les aubergines.

De plus, ces repas aident à ouvrir l'appétit. Les champignons portobello marinés et rôtis, les aubergines au four avec des tomates et des oignons, et le tofu ferme associé à du riz complet et des légumes sont quelques options simples.

- Chaque fois que vous faites vos courses, essayez un nouveau légume.

Préparez une salsa à la mangue avec du poivron rouge, de l'oignon et de la coriandre, ajoutez du jicama à votre salade ou faites cuire de la courge spaghetti et servez-la en accompagnement.

- Au petit-déjeuner, privilégiez le pain complet ou les céréales riches en fibres (plus de six grammes par portion) et les fruits frais ou le jus de fruits à 100 %.

Dans vos flocons d'avoine, ajoutez des raisins secs, des canneberges séchées ou des tranches de pomme. Des baies ou d'autres fruits peuvent être ajoutés aux céréales.

- Prenez des carottes, des poivrons ou d'autres légumes préférés trempés dans de l'houmous, ou des tranches de fruits frais avec du yaourt allégé.

Santé à long terme des survivants

Avec l'augmentation du nombre de survivants du cancer, les effets à long terme des thérapies anticancéreuses sur la santé suscitent de plus en plus d'intérêt. Les données actuelles indiquent ce qui suit :

Les thérapies anticancéreuses peuvent avoir un impact sur la santé osseuse, en particulier si l'os est traité par radioactivité ou si les patients reçoivent des médicaments qui réduisent les niveaux d'hormones essentiels à la santé osseuse. D'autres études indiquent que certains survivants du cancer sont plus susceptibles de souffrir d'ostéoporose. Quoi qu'il en soit, il semble qu'avec des soins appropriés, il soit possible d'améliorer la santé des os.

La santé cardiovasculaire peut être affectée par plusieurs médicaments de chimiothérapie.

Chaque année, les survivants du cancer devraient subir des tests d'homocystéine, de protéine C-réactive, de HDL et de LDL.

Les éléments suivants peuvent réduire votre risque de développer une maladie cardiaque:

- Atteindre et maintenir un poids sain.

- Chaque jour, bougez pendant au moins 30 minutes.
- Consommez des fibres solubles, que l'on trouve dans des aliments comme l'avoine, les flocons d'avoine et le son de maïs, et évitez les viandes transformées.

Les personnes atteintes d'un cancer peuvent se sentir épuisées à 80 %. Si la chimiothérapie, la chirurgie et le stress lié au diagnostic du cancer peuvent tous entraîner une lassitude, la radiothérapie est considérée comme l'effet secondaire qui en est le plus souvent la cause. Les changements de mode de vie évoqués précédemment doivent être pris au sérieux pour garantir une santé à long terme.

Les survivants du cancer peuvent également être plus sensibles au diabète. Le risque de diabète peut augmenter si la prise de poids persiste après la prise de médicaments. Le syndrome métabolique, également connu sous le nom de prédiabète, se développe chez un grand nombre de patients obèses atteints de cancer. L'hypertension artérielle, un faible taux de cholestérol HDL, un taux élevé de triglycérides et un tour de taille supérieur à la moyenne sont des symptômes de ce syndrome. D'où l'importance de modifier son mode de vie.

Certaines données suggèrent que les personnes qui ont terminé leur traitement sont un peu plus susceptibles d'avoir des problèmes de santé ou de les manifester plus tôt que la majorité des individus. Le plus important, semble-t-il, est que les survivants du cancer reconnaissent d'abord l'existence de ces dangers potentiels avant de prendre des décisions de style de vie qui réduiront les risques et favoriseront une vie longue et saine.

Chapitre quatre

Restauration et gestion du stress

Vous pouvez dîner au restaurant sans faire d'excès et consommer des quantités excessives de nourriture en mangeant moins de calories et en utilisant des techniques simples de gestion des portions.

Gardez les points suivants à l'esprit lorsque vous chercherez des moyens d'apprécier la cuisine des restaurants sans ruiner votre régime :

- Mangez de plus petites quantités tout au long de la journée si vous savez que vous allez manger à l'extérieur, afin de respecter votre "budget calorique".
- Servir les clients, c'est le métier des restaurateurs. N'ayez jamais peur de

demander des aliments particulièrement cuisinés selon vos préférences.
- Évitez de sauter des repas pour ne pas trop manger par la suite.

Surtout, essayez de ne pas arriver au restaurant en étant affamé. Dès que vous entrez dans le restaurant, engagez-vous à suivre votre stratégie. Si vous voulez vous laisser tenter par un plat riche en calories, évitez le dessert. Il n'est pas nécessaire de manger au restaurant pour ruiner votre régime.

Pour que les repas au restaurant soient plus adaptés à votre régime alimentaire, essayez l'une des stratégies suivantes :

- En commandant chaque article indépendamment (à la carte), vous pouvez obtenir exactement ce que vous voulez.

Par exemple, choisissez l'assiette d'enchilada avec du riz, des haricots frits, de la crème aigre et du guacamole plutôt qu'une enchilada au poulet (avec peu de sauce), une salade et un dessert à base de fruits.

- Renseignez-vous sur la préparation des plats et demandez au chef de cuire les légumes à la vapeur, de griller le poulet, de servir les sauces et les vinaigrettes à part, ou de n'utiliser qu'une noisette de sauce à la crème sur les pâtes primavera et d'ajouter plus de légumes grillés.

- Éloignez-vous de la tentation ! Après avoir mangé une toute petite quantité du plat de chips, de cacahuètes ou de pain, demandez au serveur de vous l'enlever.
- Le grignotage inconscient peut facilement accumuler des calories.

Techniques de gestion du stress

- Exercices

Outre le maintien d'un bon poids corporel, l'exercice est un moyen efficace de soulager le stress qui peut aider les survivantes du cancer du sein à faire face aux défis physiques et émotionnels de la maladie. L'activité physique libère des endorphines, des stimulants naturels de l'humeur qui peuvent contribuer à réduire le stress, l'anxiété et la dépression. L'exercice régulier peut également contribuer à améliorer la qualité du sommeil, ce qui est essentiel pour la santé du corps et de l'esprit.

- Méditation de pleine conscience

Il s'agit d'une technique de gestion du stress simple mais puissante qui peut aider les survivants à cultiver un sentiment de calme intérieur et à réduire tout sentiment d'anxiété et de dépression. Cette technique fonctionne en se concentrant sur le moment présent, sans jugement, avec une attitude d'ouverture et de curiosité.

Des recherches ont montré que la méditation de pleine conscience peut réduire le stress, améliorer l'humeur et même faire baisser la tension artérielle.

Vous pouvez pratiquer la méditation de pleine conscience en prenant quelques minutes par jour pour vous asseoir tranquillement, vous concentrer sur votre respiration et observer vos pensées et vos sentiments sans porter de jugement.

- Groupes de soutien

Les survivants peuvent trouver très utile d'entrer en contact avec d'autres personnes ayant vécu des expériences similaires. Vous pouvez créer un réseau d'amis à partir de ces groupes et partager votre histoire pour encourager les autres.

Les groupes de soutien peuvent offrir aux survivants un environnement sûr et favorable leur permettant de partager leurs sentiments, d'échanger des informations et de recevoir un soutien émotionnel.

De nombreuses organisations proposent des groupes de soutien aux survivantes du cancer du sein, en personne ou en ligne. Ces groupes peuvent vous aider à vous sentir moins seule, vous donner un sentiment d'appartenance à une communauté et vous offrir des conseils pratiques pour faire face aux défis physiques et émotionnels qui accompagnent l'ensemble du parcours de survie.

- Journal

La tenue d'un journal est une autre technique efficace de gestion du stress qui peut aider les survivantes du cancer du sein à traiter leurs pensées et leurs émotions. Le fait d'écrire ses pensées et ses sentiments peut aider les survivants à mieux comprendre leur expérience, à réduire les risques de dépression et même à améliorer leur santé physique.

Vous pouvez commencer par prendre quelques minutes par jour pour écrire vos pensées et vos sentiments. Si vous ne savez pas exactement quoi écrire, vous pouvez parler de tout ce dont vous vous souvenez de vos expériences (à partir du moment où vous avez été diagnostiqué), de vos craintes et de vos espoirs pour l'avenir. Vous pouvez également utiliser le journal comme un outil pour suivre vos progrès, fixer des objectifs et célébrer vos réussites, aussi petites soient-elles.

- Méthodes de relaxation

Les techniques de relaxation telles que la respiration profonde, la relaxation musculaire progressive et la visualisation peuvent aider les survivantes du cancer du sein à réduire le stress et à retrouver un sentiment de calme. Ces techniques peuvent être pratiquées n'importe où, à n'importe quel moment, et peuvent être adaptées aux désirs et aux choix de chaque individu.

La respiration profonde consiste à prendre des respirations lentes et profondes et à se concentrer sur la sensation de l'air qui entre et sort du corps. La relaxation musculaire progressive consiste à contracter puis à relâcher les muscles de différentes parties du corps, en commençant par les pieds et en remontant jusqu'à la tête. La visualisation consiste à imaginer une scène paisible et apaisante, comme une plage ou une forêt, et à se concentrer sur les détails de cette scène.

Survivance du cancer du sein et sommeil

Le cancer du sein et ses traitements peuvent entraîner un certain nombre d'effets secondaires physiques et émotionnels susceptibles de perturber le sommeil. La douleur et les effets secondaires des médicaments ne sont que quelques exemples de facteurs qui peuvent rendre difficile une bonne nuit de sommeil. Cependant, il est essentiel de dormir suffisamment pour plusieurs raisons :

- Renforce le système immunitaire

Le sommeil joue un rôle important dans le fonctionnement du système immunitaire. Les recherches suggèrent que les personnes qui ne dorment pas suffisamment ont un système immunitaire plus faible, ce qui peut rendre plus difficile la lutte contre les infections et les maladies. Pour les survivantes du cancer du sein, un système immunitaire affaibli peut augmenter le risque de récidive du cancer.

- Réduit le risque de cancer du sein

Un certain nombre d'études ont montré que le manque de sommeil est associé à un risque accru de cancer du sein. Les femmes qui dorment régulièrement moins de six heures par nuit ont un risque plus élevé de développer un cancer du sein que les femmes qui dorment sept heures ou plus par nuit.

- Aide à gérer les symptômes physiques

Dormir suffisamment peut aider à gérer les symptômes résultant du traitement et des médicaments.

- Améliore la santé mentale

Les personnes qui ne dorment pas suffisamment risquent davantage de souffrir d'anxiété et de dépression. Les survivantes du cancer du sein peuvent déjà être plus exposées à ces affections, et un sommeil suffisant peut contribuer à réduire ce risque.

Comment améliorer votre sommeil ?

Si vous avez déjà des difficultés à dormir, vous pouvez utiliser les conseils ci-dessous pour améliorer votre sommeil :

1. Respecter un horaire de sommeil régulier
2. Créer un environnement propice au sommeil
3. Limitez la caféine et l'alcool. Si vous pouvez les éviter totalement, ce sera mieux.

4. Pratiquer assidûment des méthodes de relaxation

   Faites de l'exercice régulièrement.

Chapitre cinq

Recettes à base d'aliments entiers pour le cancer du sein après le traitement

Tout d'abord, vous êtes une âme courageuse qui a lutté contre le cancer du sein et en est sortie victorieuse. Voici quelques recettes que Holly et moi avons élaborées pour vous aider à démarrer votre parcours :

Recettes de petit-déjeuner

1. Bol aux flocons d'avoine et aux baies - Préparation : 5 minutes

Ce petit-déjeuner est une fusion de flocons d'avoine sains et de baies fraîchement cueillies. Chaque cuillerée est une explosion de saveurs et de textures vibrantes qui feront danser vos papilles avec délice. Mais ce n'est pas seulement le goût qui rend ce petit-déjeuner si spécial - ce sont les bienfaits nourrissants qui accompagnent chaque bouchée. Avec ses antioxydants, ses fibres et ses protéines, ce petit-déjeuner vous rappellera votre résilience et l'importance de prendre soin de votre corps.

Ingrédients :
- 1/2 tasse de flocons d'avoine
- 1 tasse de lait d'amande
- 1/2 tasse de baies mélangées congelées
- 1 cuillère à café de graines de chia
- 1 cuillère à café de graines de lin moulues
- 1 cuillère à café de miel

Méthode de préparation :

Dans une casserole de taille moyenne, porter le lait d'amande à ébullition à feu moyen. Ajouter les flocons d'avoine et baisser l'intensité du feu. Laissez cuire pendant 3 à 4 minutes, en remuant de temps en temps, jusqu'à ce que les flocons d'avoine soient bien cuits.

Ajouter les baies, les graines de chia, les graines de lin et le miel et mélanger. Faire cuire pendant 2 minutes supplémentaires, en remuant périodiquement.

Retirer les flocons d'avoine du feu et les transférer dans un bol. Servir chaud.

2. Flocons d'avoine du jour au lendemain avec bleuets et graines de chia - Préparation : 5 minutes, plus la réfrigération du jour au lendemain.

Ce petit-déjeuner copieux est un mélange d'avoine crémeuse, débordant de la douceur juteuse des myrtilles fraîches, et du croquant des graines de chia nutritives. Ce petit-déjeuner a été conçu avec amour pour vous apporter l'énergie et la subsistance dont vous avez besoin pour commencer votre journée, et pour vous rappeler votre résilience et votre force.

Ingrédients :
-1 tasse de flocons d'avoine
-1 tasse de lait d'amande
-1/4 de tasse de myrtilles fraîches ou surgelées
-1 cuillère à café de graines de chia
-1 cuillère à café de miel

Méthode de préparation :

1. Dans un bol de taille moyenne, mélanger les flocons d'avoine et le lait d'amande.
2. Couvrir le bol et le placer au réfrigérateur, laisser reposer toute la nuit.
3. Le matin, incorporez les myrtilles, les graines de chia et le miel.
4. Servez et savourez !

3. Toast aux œufs et à l'avocat - Préparation : 5 minutes

Une combinaison parfaite de protéines et de graisses saines, conçue pour vous permettre de rester en forme toute la journée. Je l'appelle mon petit-déjeuner pique-nique parce que je le vois comme un rappel du chemin parcouru, du combat mené et de la victoire remportée contre vents et marées. Alors, prenez une assiette, savourez chaque bouchée et savourez la victoire que vous méritez à juste titre !

Ingrédients :
- 2 tranches de pain complet
- 1/2 avocat, écrasé
- 2 œufs
- 1 cuillère à café d'huile d'olive
- Sel et poivre, selon le goût

Méthode de préparation :
Faire chauffer l'huile d'olive à feu moyen. Casser les œufs et les assaisonner de sel et de poivre dans une poêle de taille moyenne. Cuire jusqu'à ce que les blancs soient pris, environ 2 à 3 minutes.
Retourner les œufs et les faire cuire pendant 1 à 2 minutes supplémentaires jusqu'à ce que les jaunes soient bien cuits.

Pendant ce temps, faire griller le pain dans un grille-pain. Répartir la purée d'avocat sur le pain grillé et recouvrir des œufs cuits. Servir immédiatement.

4. Scramble de légumes - Temps de préparation : 10 minutes

J'aime appeler ce plat une célébration de la vie, car il est rempli de couleurs et de saveurs vibrantes qui revigoreront vos papilles et alimenteront votre corps pour la journée à venir. L'arc-en-ciel de légumes fait de cette brouillade un témoignage du pouvoir de l'alimentation à base de plantes dans la lutte contre les maladies et la promotion du bien-être.

Ingrédients :
- 1 cuillère à soupe d'huile d'olive

- 1/2 tasse d'oignon en dés
- 1/2 tasse de poivron en dés
- 1/2 tasse de champignons en dés
- 1/2 tasse de courgettes en dés
- 2 œufs
- Sel et poivre, selon le goût

Méthode de préparation :

Dans une poêle de taille moyenne, faire chauffer l'huile d'olive à feu moyen. Ajoutez ensuite l'oignon, le poivron, les champignons et les courgettes et faites cuire, en remuant de temps en temps, jusqu'à ce que les légumes soient tendres, environ 3-4 minutes.

Y casser les œufs et les assaisonner de sel et de poivre. Utiliser une spatule pour brouiller les œufs avec les légumes. Cuire jusqu'à ce que les œufs soient bien cuits, environ 2 à 3 minutes. Servir chaud.

5. Toast au saumon fumé - Préparation : 5 minutes.

Ce toast au saumon fumé est une option de petit-déjeuner savoureuse et riche en protéines pour les survivantes du cancer du sein. La combinaison du saumon fumé et du fromage frais constitue une façon délicieuse et satisfaisante de commencer la journée.

Ingrédients :
- 2 tranches de pain complet
- 2 cuillères à soupe de fromage frais
- 2 onces de saumon fumé
- 1 cuillère à soupe de câpres
- 1 cuillère à soupe de ciboulette hachée

Méthode de préparation :

1. Faire griller le pain jusqu'à ce qu'il soit doré.

2. Étaler le fromage frais sur les toasts.

3. Garnir avec le saumon fumé, les câpres et la ciboulette.

4. Servez et savourez !

6. Hachis de patates douces - Préparation : 10 minutes

Une combinaison copieuse et savoureuse de patates douces, d'oignons, de poivrons et d'épices savoureuses. Gorgé de vitamines, de fibres et d'antioxydants, ce plat n'est pas seulement savoureux, il est aussi bénéfique pour votre bien-être.

Ingrédients :

- 1 cuillère à soupe d'huile d'olive
- 1/2 tasse d'oignon en dés

- 1/2 tasse de poivron en dés
- 1 grosse patate douce, coupée en dés
- 2 œufs
- Sel et poivre, selon le goût

Méthode de préparation :

Faire chauffer l'huile d'olive à feu moyen dans une poêle. Ajouter l'oignon, le poivron et la patate douce et faire cuire, en remuant de temps en temps, jusqu'à ce que les légumes soient tendres, environ 5 minutes.

Y casser les œufs et les assaisonner de sel et de poivre. Utiliser une spatule pour brouiller les œufs avec les légumes. Cuire jusqu'à ce que les œufs soient bien cuits, environ 2 à 3 minutes. Servir chaud.

7. Bol de quinoa - Préparation : 10 minutes

Ce petit-déjeuner appétissant est une combinaison impeccable de quinoa sain, de légumes savoureux et de protéines succulentes, élaborée dans le seul but de renforcer votre santé et votre vitalité.

Ingrédients :
- 1/2 tasse de quinoa cuit
- 1/4 de tasse de tomates en dés
- 1/4 de tasse de concombre en dés
- 1/4 de tasse d'oignon rouge coupé en dés
- 1/4 de tasse de feta émiettée
- 1 cuillère à soupe d'huile d'olive
- 1 cuillère à soupe de jus de citron
- Sel et poivre, selon le goût

Méthode de préparation :

Dans un bol de taille moyenne, mélanger le quinoa, les tomates, le concombre, l'oignon rouge et la feta.

Dans un petit bol, mélangez l'huile d'olive, le jus de citron, le sel et le poivre. Versez ensuite la vinaigrette sur le mélange de quinoa et mélangez. Servir tiède ou froid.

8. Burrito de petit-déjeuner - Temps de préparation : 10 minutes

Cela éveillera vos papilles gustatives tout en vous apportant la subsistance dont vous avez besoin pour prospérer. Avec chaque bouchée savoureuse, vous alimenterez votre corps en protéines, vitamines et minéraux pour vous aider à relever les défis qui vous attendent.

Ingrédients :

- 2 tortillas de blé entier

- 1/2 tasse de haricots noirs cuits
- 1/2 tasse de quinoa cuit
- 1/4 de tasse de tomates en dés
- 1/4 de tasse d'oignon en dés
- 1/4 de tasse de fromage râpé
- 2 œufs
- Sel et poivre, selon le goût

Méthode de préparation :

Faites chauffer l'huile d'olive à feu moyen dans une poêle de taille moyenne. Cassez-y les œufs et assaisonnez-les de sel et de poivre. Utilisez une spatule pour brouiller les œufs. Cuire jusqu'à ce que les œufs soient bien cuits, environ 2 à 3 minutes.

Pendant ce temps, faire chauffer les tortillas dans une autre poêle sèche à feu moyen ou doux.

Pour assembler les burritos, répartir les haricots noirs, le quinoa, les tomates, l'oignon, le fromage et les œufs entre les deux tortillas. Rouler les burritos et les servir chauds.

9. Crêpes banane-noix - Préparation : 10 minutes

Cette crêpe est non seulement délicieuse, mais elle contient aussi beaucoup de nutriments. C'était ma préférée, elle l'est toujours et j'aime l'appeler mon punch nutritionnel. En savourant ces crêpes moelleuses remplies de la douceur des bananes mûres et du croquant des noix, vous donnerez à votre corps les nutriments dont il a besoin pour rester en bonne santé.

Ingrédients :

- 1/2 tasse de farine de blé entier
- 1/2 cuillère à café de levure chimique
- 1/4 de cuillère à café de sel
- 1/2 tasse de lait d'amande
- 1 banane, écrasée
- 1 cuillère à soupe de miel
- 1 cuillère à soupe de noix hachées

Méthode de préparation :

Dans un bol moyen, mélanger la farine, la levure et le sel.

Écraser la banane et incorporer le lait d'amande, le miel et les noix dans un autre bol.

Mélanger les ingrédients humides et secs et fouetter jusqu'à ce que le mélange soit homogène.

Huiler légèrement une plaque de cuisson ou une poêle antiadhésive et la placer sur feu moyen. Déposer la pâte, environ 1/4 de tasse par crêpe, sur la plaque chaude. Cuire jusqu'à ce que les crêpes deviennent dorées, environ 2 minutes de chaque côté. Servir chaud.

10. Frittata aux pois chiches - Préparation : 10 minutes

Un repas savoureux et riche en protéines qui vous donnera de l'énergie toute la journée. Composée d'ingrédients sains, cette frittata est non seulement délicieuse, mais elle constitue également une très bonne source de vitamines et de minéraux.

Ingrédients :
- 1 cuillère à soupe d'huile d'olive
- 1/2 tasse d'oignon en dés
- 1/2 tasse de poivron en dés

- 1/2 tasse de pois chiches cuits
- 2 œufs
- 1/4 de tasse de fromage râpé
- Sel et poivre, selon le goût

Méthode de préparation :

Faire chauffer l'huile d'olive à feu moyen dans une poêle. Ajoutez l'oignon, le poivron et les pois chiches et faites cuire, en remuant de temps en temps, jusqu'à ce que les légumes soient tendres, environ 3-4 minutes.

Y casser les œufs et les assaisonner de sel et de poivre. Utiliser une spatule pour brouiller les œufs avec les légumes. Saupoudrer le fromage sur le dessus et cuire jusqu'à ce que les œufs soient bien cuits, environ 2 à 3 minutes. Servir chaud.

11. Flocons d'avoine aux pommes et à la cannelle - Préparation : 10 minutes.

Ces flocons d'avoine chauds et réconfortants contiennent des pommes qui apportent une douceur naturelle et des éléments nutritifs supplémentaires, tandis que la cannelle ajoute un soupçon d'épices.

Ingrédients :
- tasse de flocons d'avoine
- 1 tasse de lait d'amande
- 1/2 pomme, pelée et coupée en dés
- 1 cuillère à café de cannelle
- 1 cuillère à café de miel

Méthode de préparation :
1. Faire bouillir les flocons d'avoine et le lait d'amande dans une casserole moyenne.

2. Baisser le feu et laisser mijoter pendant 5 à 7 minutes, jusqu'à ce que les flocons d'avoine soient tendres.

3. Incorporer les dés de pomme, la cannelle et le miel.

4. Servez et savourez !

Recettes pour le déjeuner

1. Quiche sans croûte au blé entier

Ce chef-d'œuvre culinaire témoigne de la puissance des aliments entiers, avec un mélange d'œufs riches en protéines, de légumes riches en fibres et de farine de blé entier aux arômes de noisettes. Sans croûte traditionnelle, cette quiche est à la fois plus légère pour l'estomac et plus facile à digérer, ce qui en fait le repas idéal pour alimenter votre corps et stimuler votre esprit.

Ingrédients :

- 2 cuillères à soupe d'huile d'olive
- 1 petit oignon, haché
- 1 poivron, haché
- 2 gousses d'ail émincées
- 4 tasses de jeunes épinards
- 1 cuillère à café d'origan séché
- 1/2 cuillère à café de sel marin
- 1/4 de cuillère à café de poivre noir fraîchement moulu
- 4 gros œufs
- 1 tasse de feta allégée, émiettée
- 1/2 tasse de lait écrémé
- 1/2 tasse de farine de blé entier
- 1/2 tasse de parmesan râpé

Préparation :

1. Préchauffez votre four de préférence à 350 degrés F.

2. Faire chauffer l'huile à feu moyen dans une grande poêle. Ajouter l'oignon, le poivron et l'ail. Cuire, en remuant souvent, pendant environ 5 minutes ou jusqu'à ce que les légumes soient tendres.

3. Ajouter les épinards, l'origan, le sel et le poivre. Cuire en remuant pendant environ 2 minutes ou jusqu'à ce que les épinards soient flétris.

4. Mélanger au fouet les œufs, la feta, le lait et la farine dans une casserole de taille moyenne jusqu'à obtention d'un mélange homogène.

5. Graisser un moule à tarte de 9 pouces. Verser le mélange d'œufs dans le moule à tarte et saupoudrer de parmesan.

6. Cuire au four pendant environ 25 minutes ou jusqu'à ce que le centre soit pris.

Temps de préparation : 10 minutes
Temps de cuisson : 35 minutes

2. Bol burrito aux légumes rôtis

J'appelle ce plat coloré et savoureux un festival d'ingrédients frais et sains. En effet, il est chargé de vitamines, de fibres et de protéines d'origine végétale, et ce bol apportera à votre corps l'alimentation dont il a besoin. Alors que vous savourez chaque bouchée, laissez l'explosion de saveurs et de textures éveiller vos sens et remonter votre moral, en sachant que chaque ingrédient a été choisi en pensant à votre bien-être et à votre joie de vivre.

Ingrédients :
- 1 cuillère à soupe d'huile d'olive
- 1 poivron rouge, haché

- 1 poivron vert, haché
- 1 oignon, haché
- 2 gousses d'ail émincées
- 1 piment jalapeno, émincé
- 1 cuillère à café de cumin moulu
- 1 cuillère à café de poudre de chili
- 1/2 cuillère à café de sel marin
- 1/4 de cuillère à café de poivre noir fraîchement moulu
- 2 tasses de riz brun cuit
- 1 boîte de haricots noirs
- 1/2 tasse de fromage râpé
- 1/4 de tasse de coriandre fraîche hachée
- 2 cuillères à soupe de jus de citron vert
- 1/4 de tasse de salsa
- 1/4 de tasse de crème fraîche (facultatif)

Préparation :
1. Préchauffer le four à 375 degrés F.

2. Mélanger l'huile d'olive, les poivrons, l'oignon, l'ail, le jalapeno, le cumin, la poudre de chili, le sel et le poivre dans un grand bol. Remuez pour bien mélanger.

3. Répartir les légumes sur une plaque de cuisson et les faire rôtir pendant 15 à 20 minutes, en les remuant de temps en temps, jusqu'à ce qu'ils soient tendres.

4. Dans un grand bol, mélanger le riz brun cuit, les haricots noirs, le fromage râpé, la coriandre, le jus de citron vert et les légumes rôtis.

5. Servir avec de la salsa ou de la crème aigre et toute autre garniture de votre choix (options saines).

Temps de préparation : 10 minutes
Temps de cuisson : 20 minutes

3. Poivrons farcis aux aubergines et au quinoa

Ce plat est une symphonie de saveurs et de textures, riche en vitamines, en antioxydants et en fibres pour nourrir votre corps et soutenir votre santé. Lorsque vous aurez fini de préparer ce plat, essayez de savourer chaque bouchée délicieuse de sa nature vibrante et satisfaisante.

Ingrédients :
- 1 cuillère à soupe d'huile d'olive
- 2 gousses d'ail émincées
- 1/2 oignon, coupé en dés
- 1 aubergine, coupée en dés
- 1 cuillère à café de poudre de chili
- 1 cuillère à café de cumin
- 1/2 cuillère à café d'ail en poudre
- 1/4 de cuillère à café de sel de mer

- 1 tasse de quinoa cuit
- 4-6 poivrons, coupés en deux et épépinés
- 1/2 tasse de fromage râpé
- 1/4 de tasse de coriandre fraîche hachée
- 2 cuillères à soupe de yaourt grec nature

Préparation :
1. Préchauffer le four à 400°F.
2. Faire chauffer l'huile d'olive à feu moyen dans une grande poêle.
3. Ajouter l'ail, l'oignon et l'aubergine et faire cuire pendant 5 minutes ou jusqu'à ce qu'ils soient ramollis.
4. Ajouter la poudre de chili, le cumin, la poudre d'ail et le sel et mélanger jusqu'à obtention d'un mélange homogène.
5. Ajouter le quinoa et cuire pendant 5 minutes, en remuant de temps en temps.

En même temps, placer les moitiés de poivrons sur une plaque à pâtisserie et les faire cuire pendant 15 minutes ou jusqu'à ce qu'ils soient ramollis. Pour assembler les poivrons farcis, remplir chaque moitié de poivron avec le mélange de quinoa et d'aubergine et recouvrir de fromage, de coriandre et de yaourt.

Temps de préparation : 25 minutes

4. Bol de nouilles aux courgettes

Également riche en vitamines et en fibres, cette création culinaire est un hommage au pouvoir de l'alimentation végétale qui nourrira votre corps et alimentera votre âme, vous donnant la force et la vitalité nécessaires pour relever d'autres défis.

Ingrédients :

- 2 cuillères à soupe d'huile d'olive
- 2 gousses d'ail émincées
- 3 courgettes, coupées en spirale
- 1 tasse de tomates cerises, coupées en deux
- 1/4 de tasse de persil frais haché
- 1/4 de tasse de parmesan fraîchement râpé
- 2 cuillères à soupe de jus de citron fraîchement pressé
- 1/2 cuillère à café de sel marin
- 1/4 de cuillère à café de poivre noir fraîchement moulu

Préparation :

1. Faire chauffer l'huile d'olive dans une grande poêle à feu moyen. Ajoutez l'ail et faites-le cuire, en remuant souvent, pendant environ 1 minute.

2. Ajouter les nouilles de courgettes et cuire, en remuant souvent, pendant environ 2 minutes ou jusqu'à ce que les nouilles soient à peine tendres.

3. Retirer du feu et ajouter les tomates cerises, le persil, le parmesan, le jus de citron, le sel et le poivre. Mélanger.

4. Servir chaud ou froid.

Temps de préparation : 10 minutes
Temps de cuisson : 5 minutes

5. Tacos au tofu avec salsa à l'avocat

Les tacos au tofu avec salsa à l'avocat sont une excellente façon de servir un déjeuner délicieux et nutritif qui nourrit à la fois l'intérieur et l'extérieur des survivantes du cancer du sein. Ce plat est riche en protéines, en graisses saines et en vitamines pour maintenir le corps en bonne santé et plein d'énergie.

Ingrédients :
- 1 bloc de tofu extra ferme
- 1 cuillère à café d'huile d'olive
- 1 cuillère à café de poudre de chili
- 1 cuillère à café de cumin
- 1 cuillère à café d'ail en poudre
- 1/4 de cuillère à café de sel de mer
- 4-6 petites tortillas à la farine
- 1/2 tasse d'oignon rouge coupé en dés
- 1/2 tasse de coriandre fraîche hachée
- 1 avocat, coupé en dés
- 2 cuillères à soupe de jus de citron vert frais
- 2 cuillères à soupe d'huile d'olive

Préparation :

1. Préchauffer le four à 400°F.

2. Égoutter et presser le tofu, puis le couper en petits cubes.

3. Mélanger l'huile d'olive, la poudre de chili, le cumin, la poudre d'ail et le sel dans un bol de taille moyenne.

4. Ajouter le tofu coupé en cubes dans le bol et mélanger correctement jusqu'à ce que tous les morceaux soient enrobés uniformément.

5. Répartir les cubes de tofu sur une plaque à pâtisserie et laisser cuire pendant 15 à 20 minutes, ou jusqu'à ce qu'ils prennent une couleur brun doré.

6. Pendant la cuisson, chauffer les tortillas à feu moyen dans une grande poêle pendant environ 1 minute de chaque côté.

7. Dans un petit bol, mélanger l'oignon rouge, la coriandre, l'avocat, le jus de citron vert et l'huile d'olive.

8. Pour assembler les tacos, répartir le tofu dans les tortillas et garnir de salsa à l'avocat. N'hésitez pas à vous faire plaisir

Temps de préparation : 15 minutes

6. Wraps aux légumes rôtis et aux pois chiches

C'est l'une des options vibrantes et savoureuses qui s'offrent aux survivants dans leur quête d'une santé optimale. Mangez-le donc avec un esprit ouvert, laissez-le vous fortifier le corps et l'esprit.

Ingrédients :
- Pois chiches

- Courgettes
- Poivron
- Oignon, ail
- Cumin
- Paprika
- Sel
- Poivre
- Huile d'olive
- Tortillas de blé entier

Préparation :

1. Préchauffer le four à 375 degrés.
2. Égoutter les pois chiches et les répartir sur une plaque de cuisson.
3. Ajouter les légumes et les saupoudrer de cumin, de paprika, de sel et de poivre.
4. Arrosez d'un filet d'huile d'olive et faites cuire au four pendant 20 minutes.

5. Réchauffer les tortillas. Remplissez-les ensuite avec les légumes grillés et les pois chiches.

Temps de préparation : 25 minutes

7. Soupe aux haricots blancs et au chou frisé
Holly dit que cette soupe copieuse et réconfortante la réchauffe non seulement de l'intérieur, mais lui rappelle aussi le pouvoir que peuvent avoir des ingrédients simples. En savourant chaque cuillerée, vous pouvez réfléchir au parcours qui vous a mené jusqu'ici et voir le chemin parcouru.

Ingrédients :
- 2 cuillères à soupe d'huile d'olive
- 1 oignon, haché
- 2 gousses d'ail émincées

- 2 carottes, pelées et coupées en morceaux
- 2 branches de céleri, hachées
- 6 tasses de bouillon de légumes
- 2 boîtes de haricots cannellini
- 1/2 cuillère à café d'origan séché
- 1/2 cuillère à café de thym séché
- 1/2 cuillère à café de sel de mer
- 1/4 de cuillère à café de poivre noir fraîchement moulu
- 2 tasses de chou frisé haché
- 1/4 de tasse de parmesan fraîchement râpé

Préparation :

1. Faire chauffer l'huile d'olive dans une grande casserole à feu moyen. Ajouter l'oignon, l'ail, les carottes et le céleri. Cuire en remuant de temps en temps pendant environ 5 minutes ou jusqu'à ce que les légumes soient tendres.

2. Ajouter le bouillon de légumes, les haricots, l'origan, le thym, le sel et le poivre et faire bouillir.

3. Réduire le feu à une intensité plus faible et laisser mijoter pendant 10 minutes.

4. Ajouter le chou frisé et laisser mijoter pendant 5 minutes ou jusqu'à ce que le chou frisé soit tendre.

5. Servir avec du parmesan.

Temps de préparation : 10 minutes
Temps de cuisson : 20 minutes

8. Ragoût de lentilles et de chou frisé

Les lentilles sont une excellente source de protéines et de fibres, tandis que le chou frisé regorge d'antioxydants et d'autres nutriments importants. Ce ragoût est également facile à préparer et peut être conservé au réfrigérateur pendant plusieurs jours, ce qui en fait une excellente option pour préparer les repas.

Ingrédients :
- 1 cuillère à soupe d'huile d'olive
- 1 oignon, haché
- 2 gousses d'ail émincées
- 2 tasses de lentilles vertes ou brunes
- 6 tasses de bouillon de légumes à faible teneur en sodium
- 2 tasses de chou frisé haché
- 2 carottes, pelées et coupées en morceaux
- 1 branche de céleri, hachée
- 1 cuillère à café de cumin moulu
- 1 cuillère à café de coriandre moulue
- 1/2 cuillère à café de curcuma moulu

- 1/4 de cuillère à café de poivre de Cayenne
- Sel et poivre à volonté
- Persil frais, haché (facultatif)

Préparation :

1. Faites chauffer l'huile d'olive à feu moyen dans une grande casserole. Ajoutez l'oignon et l'ail et faites-les cuire pendant 3 à 5 minutes, ou jusqu'à ce qu'ils soient bien ramollis.
2. Ajouter les lentilles et le bouillon de légumes dans la casserole et laisser bouillir. Réduire le feu à doux et laisser les lentilles mijoter pendant 20 minutes.
3. Ajouter le chou frisé, les carottes, le céleri, le cumin, la coriandre, le curcuma et le

poivre de Cayenne dans la marmite. Assaisonner avec du sel et du poivre.

4. Couvrir la marmite et laisser mijoter pendant 20 à 25 minutes supplémentaires, ou jusqu'à ce que les lentilles et les légumes soient suffisamment tendres.

5. Servir chaud. Vous pouvez garnir de persil haché si vous le souhaitez.

Temps de préparation : 25 minutes

9. Bol de riz au chou-fleur et au curry

Un repas délicieux et nutritif qui ne manquera pas de ravir vos sens avec ses épices parfumées et son pot-pourri de légumes colorés. Cette recette est également très facile à personnaliser en y ajoutant vos légumes ou sources de protéines préférés.

Ingrédients :

- 1 tête de chou-fleur, coupée en bouquets

-2 cuillères à soupe d'huile d'olive

-1 cuillère à soupe de curry en poudre

- 1/2 cuillère à café de cumin moulu

- 1/4 de cuillère à café de coriandre moulue

- 1/4 de cuillère à café de curcuma moulu

- Sel et poivre à volonté

- 1 boîte de pois chiches, rincés et égouttés

-2 tasses de jeunes épinards

- 1/4 de tasse de raisins secs

- 1/4 de tasse d'amandes tranchées

-Quartiers de citron pour servir

Préparation :

1. Préchauffez votre four à 220°C (425°F). Tapissez ensuite votre plaque à pâtisserie de papier sulfurisé.

2. Dans un grand bol, mélanger les bouquets de chou-fleur avec l'huile d'olive, le curry, le cumin, la coriandre, le curcuma, le sel et le poivre jusqu'à ce que tout soit uniformément enrobé.

3. Étaler le chou-fleur en une seule couche sur la plaque de cuisson préparée. Cuire au four pendant 20 à 25 minutes, ou jusqu'à ce que le chou-fleur soit suffisamment tendre pour vous et légèrement doré.

4. Dans un grand bol, mélanger le chou-fleur rôti, les pois chiches, les épinards, les raisins secs et les amandes tranchées.

5. Répartir le mélange de chou-fleur dans des bols et servir avec des quartiers de citron à côté.

Temps de préparation : 20 minutes

10. Quiche aux brocolis rôtis et au cheddar

Cette quiche est pleine d'ingrédients nutritifs, y compris du brocoli et du cheddar, et représente le mélange parfait de nourriture et de plaisir.

Ingrédients :
- 2 cuillères à soupe d'huile d'olive
- 1 petit oignon, haché
- 1 tasse de fleurons de brocoli, coupés en morceaux
- 2 gousses d'ail émincées
- 4 gros œufs
- 1 tasse de cheddar allégé, râpé
- 1/2 tasse de lait écrémé
- 1/2 tasse de farine de blé entier
- 1/2 cuillère à café de sel de mer
- 1/4 de cuillère à café de poivre noir fraîchement moulu

Préparation :

1. Préchauffez votre four de préférence à 350 degrés F.

2. Faire chauffer l'huile à feu moyen dans une grande poêle. Ajouter l'oignon, le brocoli et l'ail. Cuire et remuer souvent pendant environ 5 minutes ou jusqu'à ce que les légumes soient aussi tendres que vous le souhaitez.

3. Dans un bol moyen, fouetter les œufs, le cheddar, le lait, la farine, le sel et le poivre jusqu'à ce que le tout soit mélangé.

4. Graisser un moule à tarte de 9 pouces de préférence. Verser ensuite le mélange d'œufs dans le moule à tarte.

5. Cuire au four pendant environ 25 minutes ou jusqu'à ce que le centre soit pris.

Temps de préparation : 10 minutes

Temps de cuisson : 35 minutes

11. Soupe de légumes au quinoa

Cette combinaison de légumes frais et de quinoa riche en protéines fournit une abondance de vitamines, de minéraux et de protéines.

Ingrédients :
- 1 cuillère à soupe d'huile d'olive
- 1 oignon, coupé en dés
- 2 gousses d'ail émincées
- 2 tasses de légumes en dés (carottes, céleri, tomates, champignons)
- 4 tasses de bouillon de légumes
- 1 tasse de quinoa cuit
- Sel et poivre à volonté

Préparation :

1. Dans une grande casserole, faire chauffer l'huile d'olive à feu moyen à élevé.
2. Ajouter l'oignon et l'ail et faire revenir pendant environ 3-4 minutes, ou jusqu'à ce que les légumes soient suffisamment tendres.
3. Ajouter les légumes coupés en dés et les faire sauter pendant 2 à 3 minutes supplémentaires.
4. Ajouter le bouillon de légumes et faire bouillir.
5. Réduire l'intensité du feu et laisser mijoter pendant 10 minutes.
6. Ajouter le quinoa cuit et laisser mijoter pendant 5 minutes supplémentaires.
7. Saler et poivrer pour assaisonner, puis servir.

Temps de préparation : 20 minutes

Recettes pour le dîner

1. Quiche aux brocolis, tomates et basilic

Cette délicieuse quiche a été élaborée avec soin pour vous donner la force dont vous avez besoin dans votre lutte contre la récidive du cancer du sein. Il s'agit d'un plat savoureux qui associe des légumes frais, des herbes parfumées et un fromage riche et crémeux, le tout cuit à la perfection dans une croûte feuilletée.

Ingrédients :

- 2 tasses de fleurons de brocoli cuits
- 2 grosses tomates, coupées en dés
- 1/4 de tasse de basilic frais, haché
- 1/4 de tasse de parmesan râpé
- 1/2 cuillère à café de sel
- 1/4 de cuillère à café de poivre noir

- 2 cuillères à soupe d'huile d'olive
- 2 œufs
- 1/2 tasse de lait
- 2 cuillères à soupe de farine tout usage
- 1 fond de tarte de 9 pouces, non cuit

Préparation :

1. Préchauffez votre four à 375°F.
2) Mélanger les brocolis, les tomates, le basilic, le parmesan, le sel et le poivre dans un bol.
3. Dans un autre bol séparé, fouettez l'huile d'olive, les œufs, le lait et la farine.
4. Placer le fond de tarte dans un moule à tarte de 9 pouces non graissé.
5. Verser le mélange de brocolis dans le fond de tarte.
6. Ajouter le mélange d'œufs.

7. Cuire au four pendant 40-45 minutes, ou jusqu'à ce que le dessus soit doré et qu'un couteau inséré au centre en ressorte propre.
8. Laisser refroidir pendant environ 10 minutes avant de servir.

Temps de préparation : 10 minutes
Temps de cuisson : 40-45 minutes

2. Saumon aux asperges et champignons rôtis

Ce chef-d'œuvre culinaire est un plat qui incarne parfaitement la force, car le saumon est riche en acides gras oméga-3 et les asperges et les champignons contiennent des antioxydants.

Ingrédients :
- 2 filets de saumon (6 onces)

- 1 cuillère à soupe d'huile d'olive
- 1/2 cuillère à café de sel
- 1/4 de cuillère à café de poivre noir
- 1/2 livre d'asperges coupées en morceaux
- 8 onces de champignons, en tranches
- 2 gousses d'ail émincées
- 2 cuillères à soupe de persil frais, haché
- 2 cuillères à soupe de jus de citron

Préparation :

1. Préchauffez votre four à une température de 375°F.
2. Placer les filets de saumon dans un plat à four graissé.
3. Ajouter l'huile d'olive, le poivre et le sel.
4. Rôtir pendant 15 minutes.
5. Placer les asperges, les champignons, l'ail et le persil dans un autre plat de cuisson.

6. Ajouter l'huile d'olive, puis saler et poivrer.

7. Rôtir pendant 10 minutes.

8. Retirer le saumon et les légumes du four.

9. Déposer le saumon dans une assiette et le garnir de légumes rôtis.

10. Arroser de jus de citron.

11. Servir.

Temps de préparation : 5 minutes
Temps de cuisson : 25 minutes

3. Tilapia au four avec épinards

Le tilapia est pauvre en graisses et riche en protéines, et les épinards sont une excellente source de vitamines et de minéraux. Que chaque bouchée de ce poisson floconneux et de ces épinards nourrissants soit un rappel de la victoire remportée de haute lutte contre la maladie.

Ingrédients :
- 2 filets de tilapia (4 oz)
- 2 cuillères à soupe d'huile d'olive
- 1/2 cuillère à café de sel
- 1/4 de cuillère à café de poivre noir
- 2 tasses d'épinards, hachés
- 1/2 tasse de tomates cerises, coupées en deux
- 2 gousses d'ail émincées
- 2 cuillères à soupe de basilic frais, haché
- 2 cuillères à soupe de jus de citron

Préparation :

1. Préchauffer le four à 375°F.

2. Placer les filets de tilapia dans un plat à four graissé.

3. Ajouter l'huile d'olive et saupoudrer de sel et de poivre.

4. Cuire au four pendant 15 minutes.

5. Placer les épinards, les tomates, l'ail et le basilic dans un autre plat de cuisson.

6. Versez un filet d'huile d'olive et saupoudrez de sel et de poivre.

7. Cuire au four pendant 10 minutes.

8. Retirer le tilapia et les légumes du four.

9. Déposer le tilapia dans une assiette et le garnir de légumes rôtis.

10. Arroser de jus de citron.

11. Servir.

Temps de préparation : 5 minutes
Temps de cuisson : 25 minutes

4. Poivrons farcis au riz brun, aux champignons et aux petits pois

Il s'agit pour moi de la création d'un plat qui rassasie l'âme tout en alléchant les papilles, le tout riche en antioxydants, en fibres et en vitamine D.

Ingrédients :
- 4 poivrons
- 1 cuillère à soupe d'huile d'olive
- 1/2 cuillère à café de sel
- 1/4 de cuillère à café de poivre noir
- 1 tasse de riz brun cuit
- 8 onces de champignons, tranchés
- 1 tasse de petits pois surgelés, décongelés
- 2 gousses d'ail émincées
- 2 cuillères à soupe de persil frais haché
- 1/4 de tasse de parmesan râpé

Préparation :

1. Préchauffez votre four à 375°F.
2. Couper les poivrons et les épépiner.
3. Placer les poivrons dans un plat à four graissé.
4. Arroser d'huile d'olive et saupoudrer de sel et de poivre.
5. Mélanger le riz cuit, les champignons, les petits pois, l'ail, le persil et le parmesan dans le même bol.
6. Farcir chaque poivron avec le mélange de riz.
7. Enfourner pendant 40-45 minutes, ou jusqu'à ce que les poivrons soient très tendres, comme vous le souhaitez.
8. Servir.

Temps de préparation : 10 minutes

Temps de cuisson : 40-45 minutes

5. Poitrine de poulet cuite au four avec patates douces rôties et brocoli

Cela donne des saveurs succulentes aux ingrédients sains combinés pour nourrir les survivantes du cancer du sein avec des protéines, des vitamines, des antioxydants et des minéraux.

Ingrédients :
- 2 poitrines de poulet désossées et sans peau
- 1 cuillère à soupe d'huile d'olive
- 1/2 cuillère à café de sel
- 1/4 de cuillère à café de poivre noir
- 2 patates douces, épluchées et coupées en dés
- 2 tasses de fleurettes de brocoli

- 2 gousses d'ail émincées
- 2 cuillères à soupe de persil frais haché
- 2 cuillères à soupe de jus de citron

Préparation :

1. Préchauffez votre four à 375°F.
2. Placer les blancs de poulet dans un plat à four bien graissé.
3. Arroser d'huile d'olive, puis saler et poivrer.
4. Rôtir pendant 15 minutes.
5. Placer les patates douces, le brocoli, l'ail et le persil dans un autre plat de cuisson.
6. Ajouter le poivre, l'huile d'olive et le sel.
7. Rôtir pendant 10 minutes.
8. Retirer le poulet et les légumes du four.
9. Placer le poulet dans une assiette et le recouvrir de légumes rôtis.
10. Arroser de jus de citron et servir.

Temps de préparation : 5 minutes

Temps de cuisson : 25 minutes

6. Chili à la dinde

Ce chili copieux est un symbole de volonté et de détermination pour sortir victorieux du cancer.

Ingrédients :
-1 livre de dinde hachée
-1 boîte de tomates en dés
-1 boîte de haricots noirs
-1 boîte de haricots rouges
-1 oignon, coupé en dés
-2 gousses d'ail
-2 cuillères à soupe de poudre de chili
-Sel et poivre au goût

Préparation :

1. Faire revenir la dinde hachée dans une grande marmite à feu moyen-vif.
2. Ajouter l'oignon coupé en dés et l'ail émincé dans la marmite et faire revenir jusqu'à ce qu'ils soient tendres.
3. Ajouter les tomates en dés, les haricots noirs, les haricots rouges, la poudre de chili, le sel et le poivre dans la marmite et mélanger.
4. Laisser mijoter le chili à feu moyen-doux pendant 20 à 30 minutes.
5. Servir le chili de dinde

7. Poivrons farcis à la feta
Savourez les saveurs piquantes et robustes de ce plat et rappelez-vous votre victoire inébranlable, non seulement la vôtre, mais aussi celle de tous ceux qui se sont battus. Vous pouvez l'accompagner de légumes.

Ingrédients :

- 4 poivrons

- 1 boîte de tomates en dés (14,5 oz)

- 1/2 tasse de feta émiettée

- 2 gousses d'ail émincées

- 2 cuillères à soupe d'huile d'olive extra vierge

- 2 cuillères à soupe d'origan frais, finement haché

- Sel

-Poivre noir fraîchement moulu

Instructions :

1. Préchauffez votre four à 375°F.

2. Disposer les moitiés de poivrons sur une plaque à pâtisserie.

3. Mélanger les tomates, la feta, l'ail, l'huile d'olive, l'origan, le sel et le poivre dans un bol de taille moyenne.

4. Remplir chaque moitié de poivron avec le mélange de feta.

5. Cuire au four pendant 25 minutes ou jusqu'à ce que les poivrons soient suffisamment tendres.

Temps de préparation : 25 minutes

8. Lasagnes aux épinards et aux artichauts

Je pense que ce plat représente la profondeur de caractère et la force d'âme dont tous les survivants ont fait preuve au cours de leur voyage vers la guérison. Alors, dégustez-le avec joie, comme quelque chose de bien mérité.

Ingrédients :

- 2 cuillères à soupe d'huile d'olive extra vierge

- 2 gousses d'ail émincées
- Épinards
- 1 boîte de cœurs d'artichauts bien hachés
- 2 tasses de fromage ricotta
- 1/2 tasse de parmesan râpé
- 1/4 de tasse de persil frais haché
- Sel
-Poivre noir moulu
- 9 nouilles de lasagne
- 3 tasses de sauce marinara

Instructions :

1. Préchauffer le four à 375°F.

2. Faire chauffer l'huile d'olive dans une grande poêle à feu moyen.

3. Ajouter l'ail et faire cuire pendant une minute.

4. Ajouter les épinards et les coeurs d'artichauts et cuire pendant 5 minutes, en remuant de temps en temps.

5. Dans un bol moyen, mélanger la ricotta, le parmesan, le persil, le sel et le poivre.

6. Étendre 1/3 tasse de sauce marinara dans un plat de cuisson de 9x13 pouces.

7. Disposer 3 nouilles de lasagnes sur la sauce.

8. Répartir la moitié du mélange de fromage ricotta sur les nouilles.

9. Disposer la moitié du mélange d'épinards et d'artichauts sur le fromage ricotta.

10. Recouvrir de 3 nouilles de lasagnes et étaler 1/3 de tasse de sauce marinara sur les nouilles.

11. Superposer le reste du mélange de fromage ricotta et le mélange d'épinards et d'artichauts.

12. Recouvrir de 3 nouilles de lasagnes et étaler le reste de la sauce marinara sur les nouilles.

13. Cuire au four pendant 40 minutes ou jusqu'à ce que les lasagnes soient bien chaudes et que le fromage soit fondu.

Temps de préparation : 40 minutes

9. Quesadillas aux légumes et aux haricots

Avec ses saveurs audacieuses, ce plat représente l'attitude intrépide et l'approche audacieuse que vous avez adoptée pour être ici aujourd'hui. Accompagnez ce plat de vos légumes préférés et dégustez-le comme un repas complet.

Ingrédients :

- 2 cuillères à soupe d'huile d'olive extra vierge
- 1 oignon, finement haché
- 2 gousses d'ail émincées
- 1 poivron rouge, finement haché
- 1 poivron jaune, finement haché
- 1 piment jalapeño, finement haché
- 1 boîte de haricots noirs, égouttés et rincés
- 1/2 cuillère à café de poudre de chili
- Sel
-Poivre noir moulu
- 4 tortillas à la farine
- 2 tasses de fromage Monterey Jack râpé

Instructions :

1. Faire chauffer l'huile d'olive à feu moyen dans une grande poêle.

2. Ajouter l'oignon, l'ail, les poivrons et le piment jalapeño et faire cuire pendant 5 minutes.

3. Ajouter les haricots noirs, la poudre de chili, le sel et le poivre et faire cuire pendant 5 minutes.

4. Préchauffez votre four à 375 degrés Fahrenheit.

5. Placer deux tortillas sur la plaque de cuisson.

6. Recouvrir du mélange de haricots et de fromage.

7. Recouvrir avec les tortillas restantes.

8. Cuire au four pendant 25 minutes ou jusqu'à ce que le fromage soit complètement fondu.

9. Couper en quartiers et servir.

Temps de préparation : 25 minutes

10. Poisson au four avec choux de Bruxelles rôtis

Ce poisson cuit au four est plein d'acides gras oméga-3 et est servi avec des choux de Bruxelles rôtis pour un repas complet représentant le renouveau de la vie et la recherche du bien-être.

Ingrédients :

- 2 filets de poisson de 6 onces
- 2 tasses de choux de Bruxelles
- 2 cuillères à soupe d'huile d'olive
- 2 gousses d'ail émincées
- 2 cuillères à soupe de jus de citron
- Sel et poivre à volonté

Préparation :

1. Préchauffez votre four à 400 degrés Fahrenheit.

2. Placer le poisson et les choux de Bruxelles sur une plaque de cuisson.

3. Arroser d'un peu d'huile d'olive, d'ail, de jus de citron, de sel et de poivre.

4. Cuire au four pendant 15 minutes ou jusqu'à ce que le poisson soit bien cuit et que les choux de Bruxelles soient tendres.

Temps de préparation : 25 minutes

11. Légumes-racines rôtis

Ce plat de légumes-racines rôtis incarne la force d'âme et contient des vitamines et des minéraux qui vous aideront à vous rétablir.

Ingrédients :

- 2 patates douces, pelées et coupées en cubes
- 2 carottes, pelées et coupées en morceaux
- 2 panais, épluchés et coupés en morceaux

- 2 navets, épluchés et coupés en morceaux
- 2 cuillères à soupe d'huile d'olive
- 2 gousses d'ail émincées
- 2 cuillères à soupe d'herbes fraîches de votre choix (origan, thym, romarin, etc.)
- Sel et poivre à volonté

Préparation :

1. Préchauffez votre four à 400 degrés Fahrenheit.
2. Mélanger les patates douces, les carottes, les panais et les navets avec l'huile d'olive, l'ail, les herbes, le sel et le poivre.
3. Répartir les légumes sur une plaque à pâtisserie et les faire rôtir pendant 30 minutes ou jusqu'à ce qu'ils soient tendres.

Temps de préparation : 35 minutes

Recettes d'en-cas

1. Parfait aux fruits et aux noix

Sain et rafraîchissant.

Ingrédients :

-1/2 tasse de yaourt grec

-1/4 de tasse d'amandes

-1/4 de tasse de noix

-1/2 tasse de framboises

-1/2 tasse de myrtilles

Préparation :

Dans un petit bol ou un bol moyen, superposer le yaourt, les amandes, les noix, les framboises et les myrtilles et déguster.

Temps de préparation : 5 minutes

2. Mélange d'épices

Très nutritif et portable. C'est mon en-cas préféré

Ingrédients :

-1/2 tasse d'amandes

-1/2 tasse de noix

-1/2 tasse de canneberges séchées

-1/2 tasse de raisins secs

Préparation :

Dans un bol, mélangez tous les ingrédients et le tour est joué.

Temps de préparation : 5 minutes

3. Yogourt grec et baies

Un en-cas rempli de protéines, dont il faut absolument savourer le goût.

Ingrédients :

-1 tasse de yaourt grec nature

-1/2 tasse de framboises

-1/2 tasse de myrtilles

Préparation :

Dans un bol, mélanger le yaourt et les baies. Mélanger le tout jusqu'à obtention d'un mélange homogène.

Temps de préparation : 5 minutes

4. Tranches de pommes au beurre de cacahuètes

Ingrédients :

-1 pomme, en tranches

-2 cuillères à soupe de beurre de cacahuète naturel

Préparation :

1. Couper la pomme en tranches et enlever le cœur.

2. Tartiner chaque tranche de beurre de cacahuètes.

Servez et savourez !

Temps de préparation : 5 minutes

5. Sandwichs au concombre

Peu calorique et rafraîchissant.

Ingrédients :

-2 tranches de pain complet

-1/2 concombre

-2 cuillères à soupe de fromage frais

Préparation :

1. Tartiner une tranche de pain avec le fromage frais.
2. Couper le concombre en tranches et le déposer sur le fromage frais.
3. Recouvrir avec l'autre tranche de pain.

Temps de préparation : 10 minutes

6. Chips de pommes au four

Ingrédients :

-2 grosses pommes

-1 cuillère à soupe de cannelle moulue

-1 cuillère à café de sirop d'érable pur.

Préparation :

1. Préchauffer le four à 225 degrés F.

2. Découpez vos pommes en tranches d'un quart de pouce.

3. Placer les tranches de pommes sur une plaque à pâtisserie recouverte de papier sulfurisé.

4. Saupoudrer de cannelle et de sirop d'érable.

5. Enfourner en retournant les pommes à mi-cuisson, jusqu'à ce qu'elles soient croustillantes et dorées.

Temps de préparation : 10 minutes.

7. Dattes enrobées de noix de coco

Ingrédients :

-12 dates

-1/4 tasse de noix de coco râpée

-1 cuillère à soupe d'huile de coco fondue

Préparation :

1. Préchauffer le four à 350 degrés F.
2. Dénoyauter les dattes et les placer sur une plaque à pâtisserie recouverte de papier sulfurisé.
3. Saupoudrer de noix de coco et arroser d'huile de coco.

4. Cuire au four pendant environ 6 à 8 minutes jusqu'à ce que la noix de coco soit légèrement dorée.

5. Laisser refroidir avant de servir.

Temps de préparation : 10 minutes.

8. Biscuits sains

Ingrédients :

-1 tasse de flocons d'avoine

-1/4 de tasse de beurre d'amande

-1/4 de tasse de miel

-1/4 de cuillère à café de cannelle moulue

-1/4 cuillère à café de sel de mer

 -1/4 de tasse de noix hachées

Préparation :

1. Préchauffer le four à 350 degrés F.

2. Recouvrir la plaque à pâtisserie de papier sulfurisé.

3. Dans un bol moyen, mélanger les flocons d'avoine, le beurre d'amande, le miel, la cannelle et le sel. Remuer jusqu'à ce que le tout soit bien mélangé. Incorporer les noix.

4. Déposer la pâte par cuillerées à soupe sur la plaque à pâtisserie préparée.

5. Cuire au four pendant 12 à 15 minutes jusqu'à ce qu'il soit doré.

Temps de préparation : 15 minutes.

9. Abricots secs et pistaches Snack
Ingrédients :
- ½ tasse d'abricots secs
- ¼ tasse de pistaches décortiquées
- 2 cuillères à soupe de miel

Préparation :

1. Couper les abricots en petits morceaux.

2. Placer les abricots hachés et les pistaches dans un bol.

3. Verser un filet de miel sur le dessus et mélanger.

Temps de préparation : 10 minutes

10. Popcorn au sel de mer et à l'huile d'olive

Garnir le pop-corn d'un peu d'huile d'olive et de sel de mer ajoute de la saveur et aide votre corps à absorber les nutriments contenus dans le pop-corn.

Ingrédients :

- ½ tasse de grains de pop-corn
- 1 cuillère à soupe d'huile d'olive

- 1 cuillère à café de sel marin

Préparation :

1. Faire chauffer l'huile d'olive à feu moyen à élevé dans une casserole.
2. Ajouter les grains de pop-corn dans la casserole et couvrir.
3. Secouer la casserole de temps en temps pour s'assurer que les grains sont cuits uniformément.
4. Une fois que les grains ont fini d'éclater, retirer du feu et assaisonner de sel de mer.

Temps de préparation : 5 minutes

11. Rouleaux de sushi au concombre et à l'avocat

Ingrédients :

-1 concombre

-1 avocat

-3 cuillères à soupe de fromage frais

1 cuillère à soupe de graines de sésame

Préparation :

1. Éplucher le concombre et le couper en fines tranches.

2. Couper l'avocat en fines tranches.

3. Tartiner chaque tranche de concombre de fromage frais et placer une tranche d'avocat sur le dessus.

4. Rouler le concombre et l'avocat ensemble et les saupoudrer de graines de sésame.

Temps de préparation : 10 minutes

Recettes de salades

1. Salade de carottes, raisins secs et noix de pécan

Ingrédients :

-3 tasses de carottes râpées

-1/4 de tasse de raisins secs

-1/4 de tasse de noix de pécan, hachées

-1/4 de tasse d'huile d'olive

-2 cuillères à soupe de vinaigre de cidre de pomme

-1/2 cuillère à café de sel marin

-1/4 cuillère à café de poivre noir

Préparation :

1. Dans un bol, mélanger les carottes râpées, les raisins secs et les noix de pécan.

2. Dans un autre bol, mélangez l'huile d'olive, le vinaigre de cidre de pomme, le sel de mer et le poivre noir.

3. Verser la vinaigrette sur la salade et bien mélanger.

Temps de préparation : 10 minutes

2. Salade de brocolis et de pois chiches

Ingrédients :

-3 tasses de brocoli haché

-1 boîte de pois chiches, égouttés

-1/4 de tasse d'amandes effilées

-1/4 de tasse d'huile d'olive

-2 cuillères à soupe de jus de citron

-1/2 cuillère à café de sel marin

-1/4 cuillère à café de poivre noir

Préparation :

1. Mélanger le brocoli haché, les pois chiches et les amandes dans un bol.
2. Dans un autre bol, mélangez au fouet l'huile d'olive, le jus de citron, le sel marin et le poivre noir.
3. Bien mélanger la salade après avoir ajouté la vinaigrette.

Temps de préparation : 10 minutes

    3. Salade de chou-fleur, canneberges et noix

Ingrédients :

-3 tasses de chou-fleur haché

-1/4 de tasse de canneberges séchées

-1/4 de tasse de noix, hachées

-1/4 de tasse d'huile d'olive

-2 cuillères à soupe de vinaigre de cidre de pomme

-1/2 cuillère à café de sel marin

-1/4 cuillère à café de poivre noir

Préparation :

1. Dans un bol, mélanger le chou-fleur haché, les canneberges et les noix.
2. Dans un autre bol, mélangez au fouet l'huile d'olive, le vinaigre de cidre de pomme, le sel de mer et le poivre noir.
3. Bien mélanger la salade après avoir ajouté la sauce.

Temps de préparation : 10 minutes

   4. Salade de courgettes, maïs et graines de tournesol

Ingrédients :

-3 tasses de courgettes en dés

-1 tasse de maïs cuit

-1/4 de tasse de graines de tournesol

-1/4 de tasse d'huile d'olive
-2 cuillères à soupe de vinaigre de vin rouge
-1/2 cuillère à café de sel marin
-1/4 cuillère à café de poivre noir

Préparation :

1. Dans un bol, mélanger les courgettes coupées en dés, le maïs et les graines de tournesol.
2. Dans un autre bol, mélangez au fouet l'huile d'olive, le vinaigre de vin rouge, le sel de mer et le poivre noir.
3. Mélanger soigneusement après avoir ajouté la vinaigrette à la salade dans le premier bol.

Temps de préparation : 10 minutes

5. Salade d'épinards, de fraises et d'amandes

Ingrédients :

-4 tasses de jeunes épinards

-1 pinte de fraises, coupées en tranches

-1/4 de tasse d'amandes effilées

-1/4 de tasse d'huile d'olive

-2 cuillères à soupe de vinaigre balsamique

-1/2 cuillère à café de sel marin

-1/4 cuillère à café de poivre noir

Préparation :

1. Mélanger les jeunes épinards, les fraises en tranches et les amandes.

2. Fouetter ensuite séparément l'huile d'olive, le vinaigre balsamique, le sel marin et le poivre noir, verser sur la salade et bien mélanger.

6. Salade de carottes, pommes et noix

Ingrédients :

- 3 tasses de carottes râpées
- 2 pommes, évidées et coupées en dés
- 1/4 de tasse de noix, hachées
- 1/4 de tasse d'huile d'olive
- 2 cuillères à soupe de vinaigre de cidre de pomme
- 1/2 cuillère à café de sel marin
- 1/4 cuillère à café de poivre noir

Préparation :

1. Mélanger les carottes râpées, les pommes en dés et les noix hachées.
2. Mélangez ensuite l'huile d'olive, le vinaigre de cidre de pomme, le sel de mer et le poivre noir, versez sur la salade et mélangez bien.

Temps de préparation : 10 minutes

7. Salade de courge musquée et de roquette

Ingrédients :
- 1 courge butternut (pelée, épépinée et coupée en cubes)
- 2 cuillères à soupe d'huile d'olive
- 2 tasses de roquette
- ½ tasse de fromage de chèvre émietté
- 2 cuillères à soupe de vinaigre balsamique
- 2 cuillères à soupe d'huile d'olive extra vierge
- Sel et poivre

Préparation :
1. Préchauffer le four à 400°F.

2. Mélanger la courge butternut avec l'huile d'olive et l'étaler en une seule couche sur une plaque de cuisson.

3. Faire rôtir la courge butternut pendant environ 15 minutes, ou jusqu'à ce qu'elle soit tendre et légèrement dorée.

4. Mélanger la roquette, le fromage de chèvre et la courge butternut rôtie dans un bol.

5. Mélanger séparément le vinaigre balsamique, l'huile d'olive, le sel et le poivre.

6. Verser la vinaigrette sur la salade et mélanger.

7. Selon votre préférence, servez la salade tiède ou froide.

Temps de préparation : 15 minutes.

8. Salade méditerranéenne

Ingrédients :

-2 tasses de légumes verts mélangés

-1/2 tasse de tomates cerises, coupées en deux

-1/4 de tasse de concombres en tranches

-1/4 de tasse de feta émiettée

-1/4 de tasse d'olives noires tranchées

-2 cuillères à soupe de jus de citron

-2 cuillères à soupe d'huile d'olive

-1 cuillère à café d'origan séché

-Sel et poivre

Préparation :

1. Dans un bol, mélanger les légumes verts, les tomates cerises, les tranches de concombre, la feta émiettée et les tranches d'olives noires.

2. Dans un petit bol, mélanger au fouet le jus de citron, l'huile d'olive, l'origan séché, le sel et le poivre.

3. Arroser la salade avec la vinaigrette et remuer délicatement.

Servir immédiatement.

Temps de préparation : 10 minutes

9. Salade grecque

Ingrédients :

-2 tasses de légumes verts mélangés

-1/2 tasse de concombres en tranches

-1/2 tasse de tomates cerises, coupées en deux

-1/4 de tasse d'oignon rouge émincé

-1/4 de tasse de feta émiettée

-1/4 de tasse d'olives noires tranchées

-2 cuillères à soupe de vinaigre de vin rouge

-1 cuillère à soupe d'huile d'olive

-1 cuillère à café d'origan séché

-Sel et poivre

Préparation :

1. Mélanger les légumes verts, les tranches de concombre, les tomates cerises, les tranches d'oignon rouge, la feta émiettée et les tranches d'olives noires.

2. Mélanger le vinaigre de vin rouge, l'huile d'olive, l'origan séché, le sel et le poivre dans un autre bol.

3. Arroser la salade avec la vinaigrette et mélanger délicatement.

4. Servir

Temps de préparation : 10 minutes

10. Salade de taboulé

Ingrédients :

- 1 tasse de boulgour, cuit selon les instructions figurant sur l'emballage
- 1 concombre, coupé en dés
- ½ tasse de tomates cerises, coupées en deux
- ½ tasse de persil haché
- ½ tasse de menthe hachée
- 2 cuillères à soupe d'huile d'olive
- 2 cuillères à soupe de jus de citron
- Sel et poivre

Préparation :
1. Mélanger le boulgour, le concombre, les tomates cerises, le persil et la menthe.
2. Dans un petit bol, mélanger l'huile d'olive, le jus de citron, le sel et le poivre.
3. Une fois la vinaigrette ajoutée, la salade doit être remuée pour bien la mélanger.
4. Servir

Temps de préparation : 15 minutes.

11. Salade d'œufs et de pommes de terre
Ingrédients :
- 4 œufs durs, pelés et coupés en dés
- 2 pommes de terre, bouillies et coupées en dés
- ½ tasse de céleri, coupé en dés
- ½ tasse d'oignon rouge, coupé en dés
- 2 cuillères à soupe de mayonnaise
- 2 cuillères à soupe de moutarde de Dijon
- Sel et poivre

Préparation :
1. Mélanger les œufs, les pommes de terre, le céleri et l'oignon rouge.
2. Mélanger séparément la mayonnaise, la moutarde de Dijon, le sel et le poivre.

3. Après avoir bien mélangé la salade, l'arroser de vinaigrette.

4. Servir.

Temps de préparation : 15 minutes.

Recettes de desserts

1. Bouchées de banane congelées

Ingrédients :

- 4 bananes, coupées en morceaux de 1 pouce
- 1/2 tasse d'amandes hachées
- 1/2 tasse de flocons de noix de coco
- 2 cuillères à soupe de miel
- 1 cuillère à café de cannelle moulue

Préparation :

1. Tapisser une plaque à pâtisserie de papier sulfurisé.
2. Placez vos tranches de banane sur la plaque de cuisson.
3. Saupoudrer les tranches de banane de miel.
4. Saupoudrer les amandes hachées, les flocons de noix de coco et la cannelle moulue sur les tranches de banane.
5. Placer au congélateur pendant environ 2 à 3 heures.
6. Une fois les tranches de banane congelées, les transférer dans un récipient et les conserver au congélateur.

Préparation : 10 minutes + 2 à 3 heures au congélateur.

   2. Écorce de yaourt glacé :
Ingrédients :

- 2 tasses de yaourt grec nature
- 1/4 de tasse de miel
- 1/4 de tasse d'amandes hachées
- 1/4 de tasse de myrtilles séchées
- 1/4 de tasse de noix de coco râpée

Préparation :

1. Dans un bol, mélanger le yaourt grec et le miel jusqu'à obtenir un mélange homogène.
2. Étaler le mélange de yaourt sur un papier sulfurisé.
3. Saupoudrer ensuite les amandes, les myrtilles séchées et la noix de coco râpée sur le yaourt.
4. Réfrigérer la plaque pendant 2 à 3 heures.
5. Lorsque l'écorce de yaourt est congelée, la casser en morceaux.

Préparation : 10 minutes + 2-3 heures au congélateur.

3. Mousse d'avocat :

Ingrédients :

- 2 avocats, pelés et dénoyautés
- 1/4 de tasse de lait d'amande
- 2 cuillères à soupe de miel
- 1 cuillère à café d'extrait de vanille
- 1/4 de tasse de noix hachées

Préparation :

1. Placer les avocats dans un robot culinaire.
2. Ajouter le lait d'amande, le miel et l'extrait de vanille.
3. Le mélange doit être lisse et crémeux après le traitement.
4. Transférer le mélange dans un bol et incorporer les noix hachées.

5. Placer le bol au réfrigérateur pendant 1 heure.

Préparation : 10 minutes + 1 heure au réfrigérateur.

4. Brochettes de fruits :

Ingrédients :

- 12 brochettes
- 1/2 tasse de fraises, coupées en morceaux
- 1/2 tasse de morceaux d'ananas
- 1/2 tasse de myrtilles
- 1/4 de tasse de miel
- 1/4 de tasse de noix de coco râpée

Préparation :

1. Préchauffer le gril à feu moyen-vif.
2. Enfiler les fraises, les morceaux d'ananas et les myrtilles sur les brochettes.

3. Placer les brochettes sur le gril et les faire cuire pendant environ 2 à 3 minutes en les retournant de temps en temps.
4. Retirer les brochettes du gril et les arroser de miel.
5. Saupoudrer les brochettes de noix de coco râpée.

Préparation : 10 minutes + 2-3 minutes sur le gril.

5. Barres d'avoine sans cuisson :
Ingrédients :
- 2 tasses de flocons d'avoine
- 2 cuillères à soupe de miel
- 2 cuillères à soupe d'huile de coco fondue
- 1/4 de tasse d'amandes hachées
- 1/4 de tasse de canneberges séchées

Préparation :

1. Placer du papier sulfurisé sur le moule à pâtisserie.

2. Mélangez ensuite les flocons d'avoine, le miel et l'huile de coco fondue dans un bol jusqu'à ce qu'ils soient bien combinés.

3. Incorporer les amandes hachées et les canneberges séchées.

4. Transférer le mélange dans le moule, en le pressant pour former une couche uniforme.

5. Réfrigérer pendant 1 heure.

Préparation : 10 minutes + 1 heure au réfrigérateur.

6. Gâteau aux carottes végétalien

Ingrédients :

- 2 tasses de farine tout usage
- 2 cuillères à café de levure chimique

- 2 cuillères à café de cannelle moulue
- 1 cuillère à café de noix de muscade moulue
- 1/2 cuillère à café de bicarbonate de soude
- 2 tasses de carottes râpées
- 1/2 tasse d'huile de coco, fondue
- 1/2 tasse de sirop d'érable
- 2 cuillères à soupe de vinaigre de cidre de pomme
- 2 cuillères à café d'extrait de vanille
-1/2 tasse de noix hachées

Préparation :
1. Réglez la température de votre four sur 350 degrés Fahrenheit et préchauffez-le.
2. Graisser un moule de 9x13 pouces.
3. Dans un bol, mélanger la farine, la levure chimique, la cannelle, la muscade et le bicarbonate de soude.

4. Dans un autre bol, mélanger les carottes, l'huile de coco, le sirop d'érable, le vinaigre et l'extrait de vanille.

5. Ajouter les ingrédients humides aux ingrédients secs et mélanger jusqu'à ce que le tout soit combiné.

6. Ajouter les noix.

7. Répartir la pâte dans le moule préparé.

8. Un cure-dent placé au centre du gâteau doit ressortir propre après 25 minutes de cuisson.

Temps de préparation : 30 minutes

7. Poires pochées à la crème de coco :
Ingrédients :
- 4 poires, pelées et évidées
- 1/4 de tasse de sirop d'érable
- 1 cuillère à café de cannelle moulue

- 1/4 de cuillère à café de cardamome moulue
- 2 boîtes de lait de coco entier
- 2 cuillères à soupe de miel

Préparation :

1. Dans une petite casserole, porter deux tasses d'eau à ébullition.
2. Ajouter les poires et réduire le feu au minimum.
3. Laisser mijoter pendant 10 minutes ou jusqu'à ce que les poires soient tendres.
4. Retirer les poires du feu et les réserver.
5. Dans une autre casserole, mélanger le sirop d'érable, la cannelle et la cardamome.
5. Laisser mijoter pendant 5 minutes.
6. Ajouter le lait de coco et le miel et mélanger.

7. Verser le mélange sur les poires et laisser mijoter pendant 5 minutes.
8. Servir tiède ou froid.

Temps de préparation : 15 minutes

8. Bouchées énergétiques sans cuisson

Ingrédients :
- 1 tasse de flocons d'avoine
1/2 tasse de beurre de cacahuètes
1/4 de tasse de miel
1/2 tasse de pépites de chocolat noir
1 cuillère à café d'extrait de vanille

Instructions :
1. Mélanger les flocons d'avoine, le beurre de cacahuète, le miel et les pépites de chocolat.
2. Ajouter l'extrait de vanille et mélanger jusqu'à obtention d'un mélange.

3. Rouler le mélange en boules de 1 pouce et les placer sur une plaque à pâtisserie.
4. Placer au réfrigérateur pendant une heure ou jusqu'à ce que la pâte soit ferme.

Temps de préparation : 15 minutes

9. Sucettes glacées au yaourt et aux myrtilles

Ingrédients :
- 2 tasses de yaourt nature
- 1 tasse de myrtilles fraîches ou surgelées
- 2 cuillères à soupe de miel
- 2 cuillères à soupe de jus de citron

Préparation :
1. Mixer le yaourt, les myrtilles, le miel et le jus de citron jusqu'à obtention d'un mélange homogène.

2. Verser le mélange dans des moules à glace et congeler pendant au moins 4 heures ou toute la nuit.

Temps de préparation : 10 minutes

10. Muffins aux graines de pavot et au citron

Ingrédients :

- 1 tasse de farine blanche de blé entier
- 1 cuillère à café de levure chimique
- 1 cuillère à café de bicarbonate de soude
- ¼ de cuillère à café de sel
- ¼ tasse d'huile de coco
- ¼ tasse de miel
- 1 œuf
- 1 cuillère à café d'extrait de vanille
- 2 cuillères à soupe de jus de citron fraîchement pressé

- 1 cuillère à soupe de graines de pavot

Préparation :

1. Préchauffer le four à 375 degrés Fahrenheit.

2. Mélanger la farine, la levure chimique, le bicarbonate de soude et le sel.

3. Mélanger séparément l'huile de coco, le miel, l'œuf, l'extrait de vanille et le jus de citron.

4. Incorporer les ingrédients humides aux ingrédients secs jusqu'à ce qu'ils soient bien combinés.

5. Incorporer les graines de pavot.

6. Répartir la pâte dans un moule à muffins graissé.

7. Cuire au four pendant 20 à 25 minutes, ou jusqu'à ce qu'un cure-dent inséré au milieu en ressorte propre.

Temps de préparation : 30 minutes

11. Boules de dattes

Ingrédients :

-1 tasse de dattes dénoyautées

-¼ tasse d'amandes

-2 cuillères à soupe de miel

-1 cuillère à café de cannelle

-2 cuillères à soupe de noix de coco râpée non sucrée

Préparation :

1. Dans un robot culinaire, mélanger les dattes, les amandes, le miel et la cannelle.
2. Les traiter jusqu'à l'obtention d'une pâte épaisse.
3. Rouler le mélange en petites boules.
4. Rouler les boules dans la noix de coco râpée.
5. Réfrigérer pendant au moins une heure.

Préparation : 10 minutes + 1 heure de réfrigération

Conclusion

Le guide alimentaire complet pour les survivantes du cancer du sein propose une stratégie complète pour améliorer la santé et le bien-être des personnes ayant reçu un traitement contre le cancer du sein. Les survivantes du cancer du sein connaissent des difficultés particulières, tant sur le plan physique que psychologique, et une alimentation saine est essentielle pour préserver leur bien-être général et améliorer leur qualité de vie. Les survivantes peuvent soutenir leur corps pendant qu'elles se remettent du traitement et réduire leur risque de récidive en adhérant à l'approche de l'alimentation complète.

Le guide de l'alimentation complète promeut une approche holistique de la santé en soulignant l'importance de l'exercice physique, de la gestion du stress et du soutien social, en plus d'offrir des conseils nutritionnels pratiques. Il reconnaît que la guérison d'un cancer affecte l'esprit et l'âme autant que le corps physique. Il transmet également un puissant message de guérison et d'optimisme, expliquant comment nous pouvons gérer notre santé et augmenter nos chances de guérison en faisant des choix alimentaires judicieux, et rappelle l'importance de prendre soin de soi et de recevoir le soutien de ceux que nous aimons lorsque nous sommes confrontés aux difficultés de la survie au cancer.

Ce guide est un outil précieux pour les survivantes du cancer du sein et leurs soignants, car nous continuons à en apprendre davantage sur les liens entre la nutrition et la maladie. Nous pouvons prendre soin de notre corps, de notre cerveau et de notre esprit en appliquant ces concepts dans notre vie quotidienne, et nous pouvons créer une base solide de santé et de force morale qui nous aidera dans notre cheminement vers la guérison.

Continuer à se battre

Cher survivant,

Étant moi-même une survivante, je suis consciente des difficultés que vous avez rencontrées, de la souffrance que vous avez éprouvée et de la persévérance qu'il vous a fallu pour vous en sortir. Je tiens à prendre une minute pour saluer votre courage et votre ténacité alors que vous naviguez sur un terrain difficile.

J'ai une expérience personnelle de l'anxiété et de l'ambiguïté qui accompagnent un diagnostic de cancer du sein : la longue attente des résultats des tests, les nombreuses visites chez le médecin et les divers examens et scanners. Le traitement du cancer du sein peut être épuisant et très éprouvant sur le plan physique. Votre corps peut souffrir des opérations, de la chimiothérapie et des radiothérapies, ce qui vous prive d'énergie. Sans parler des émotions, même dans vos états les plus vulnérables, vous avez fait preuve d'un courage et d'une ténacité étonnants.

Je veux que vous compreniez que vous n'êtes pas du tout seule. Il existe un groupe de survivants qui peuvent comprendre votre expérience. En tant que survivants, le chemin ne s'arrête pas avec la rémission, il y aura des consultations régulières, des examens de suivi et une anxiété continuelle au sujet de la récurrence. Mais j'ai confiance en notre capacité à relever tous les défis qui peuvent se présenter.

Alors, continuez à vous battre, à pousser et à vous accrocher à l'espoir. Vous êtes un brave guerrier qui est plus puissant que vous ne le pensez.

Avec tout mon amour et mon respect,

Dr. Moore

drmooreletha@gmail.com

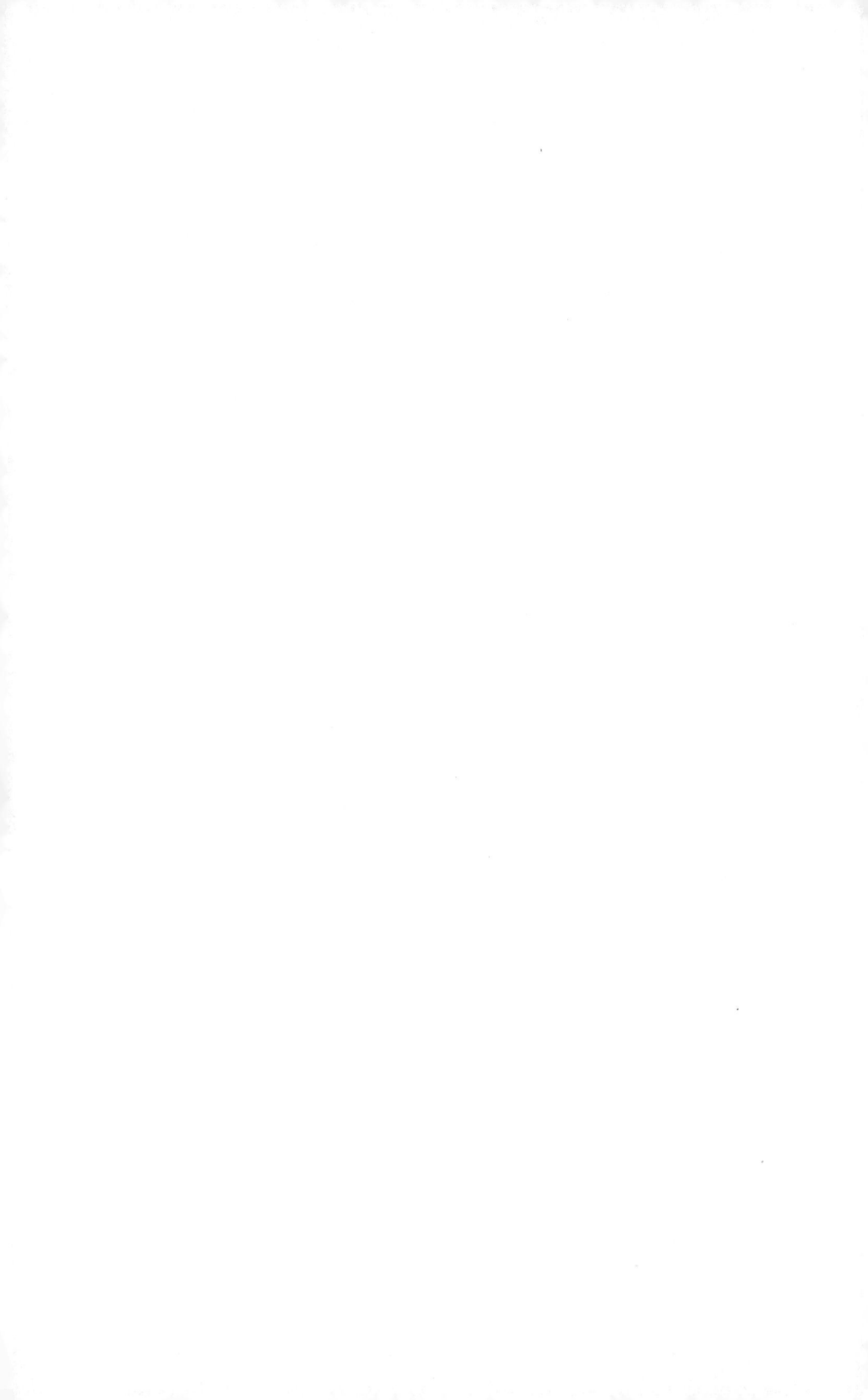

Printed in France by Amazon
Brétigny-sur-Orge, FR